Diet
PROGRAMMER
다이어트 프로그래머

일러두기
본문 중 상담 사례 속에 나오는 이름은 실명이 아니며, 실제에 근거해서 가공한 이야기임을 밝힙니다.

PROGRAMMER
다이어트 프로그래머

1판 1쇄 인쇄 | 2010. 11. 17
1판 1쇄 발행 | 2010. 11. 22

지은이 | 한국다이어트프로그래머협회
펴낸이 | 박옥희
펴낸곳 | 도서출판 인디북

등록일자 | 2000. 6. 22
등록번호 | 제 10-1993호
주　　소 | 서울시 마포구 용강동 469 하나빌딩 2층
전　　화 | 02)3273-6895　팩　스 | 02)3273-6897
홈페이지 | www.indebook.com

ISBN 978-89-5856-127-9 13510

Diet
PROGRAMMER
다이어트 프로그래머

한국다이어트프로그래머협회 지음

인디북

다이어트 프로그래머들의 생생한 현장 보고서

"다이어트 프로그래머가 무엇을 하는 직업인가요?" 17년 전 이 일을 처음 시작했을 때 가장 많이 받았던 질문입니다. 고열량 식사를 주로 하는 서구 사회의 문제로만 치부되어 비만 문제가 심각하지 않았던 시절, 한국에서 비만인을 대상으로 하는 이 직업은 일반인들에게 생소하기만 했습니다. 하지만 전염병 같이 급속도로 퍼진 비만은 미국과 유럽을 거쳐 한국에 착륙했고 성인 세 명 중 한 명이 비만으로 판정될 만큼 비만 문제가 한국에서도 큰 이슈가 되고 있습니다. 급속도로 늘어나는 비만 인구로 인해 비만인을 대상으로 하는 전문가의 역할이 강조되고 다이어트 프로그래머라는 직업에 대한 관심도 높아졌습니다. 이제는 저의 직업이 무엇이냐는 질문보다 다이어트 프로그래머가 되기 위해선 어떻게 해야 하는지에 대한 질문을 더 많이 받게 됩니다. 그만큼 다이어트 프로그래머라는 신종 직업이 우리 사회에서 뿌리를 내리기 시작했다고 볼 수 있습니다.

다이어트 프로그래머의 높아진 위상만큼 한국의 다이어트 문화도 양성적으로 바뀌었습니다. 과거 다이어트 방법으로 무조건 굶거나 과학적 근거도 없는 원푸드 다이어트, 외국에서 들어온 정체불명의 건강 보조 식품, 땀복 입고 장시간 뛰기 등 비과학적인 시스템을 선택했던 이들이 과학적이고 체계적인 식이요법과 운동요법, 행동수정요법의 중요성을 알게 되었습니다. 이러한 시장의 요구는 다이어트 프로그래머들에게 큰 영감과 자극이 되었고, 다이어트 프로그램의 과학화를 선도하는 전문인으로서 비만인의 높아진 눈높이에 맞는 상담을 하기 위해 많은 노력을 기울이는 계기가 되었습니다.

하지만 이러한 시대적 요구에 비해 다이어트 프로그래머의 수는 턱없이 부족한 편이기에 우수한 인재들의 적극적인 도전이 필요한 시점입니다. 이러한 필요성에 따라 한국다이어트프로그래머협회에서 다이어트 프로그래머를 소개하는 책을 발간하게 된 것은 매우 중요하고 시의 적절한 일이라고 생각됩니다. 이 책은 다이어트 프로그래머가 되는 법부터 비만인을 올바로 이해하는 마음가짐 등 다이어트 프로그래머를 위해 꼭 필요한 내용들을 소개하고 있습니다. 또한 다양한 경력을 가진 다이어트 프로그래머들의 삶을 엿볼 수 있는 생생한 현장 보고서로 다이어트 프로그래머에 대한 이해를 높이는 데 큰 도움이 될 것이라고 생각됩니다.

이 책을 만들기까지 헌신적으로 협조해주신 많은 다이어트 프로그래머들에게 감사드리며 한국다이어트프로그래머협회 관계자 분들의 노고에 치하를 드립니다.

2010년 11월
한국다이어트프로그래머협회 회장 이경영

차례

다이어트 프로그래머의 역할과 전망

왜 다이어트 프로그래머가 되었나

다이어트 프로그래머,
왜 필요한가

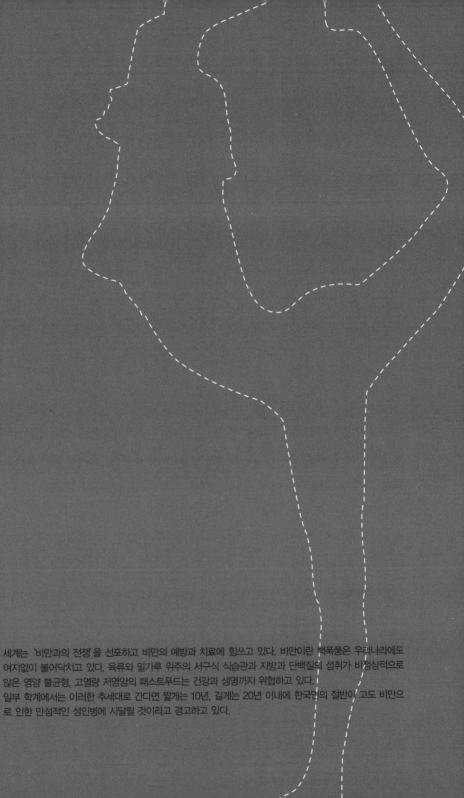

세계는 '비만과의 전쟁'을 선포하고 비만의 예방과 치료에 힘쓰고 있다. 비만이란 핵폭풍은 우리나라에도 여지없이 불어닥치고 있다. 육류와 밀가루 위주의 서구식 식습관과 지방과 단백질의 섭취가 비정상적으로 많은 영양 불균형, 고열량 저영양의 패스트푸드는 건강과 생명까지 위협하고 있다.
일부 학계에서는 이러한 추세대로 간다면 짧게는 10년, 길게는 20년 이내에 한국인의 절반이 고도 비만으로 인한 만성적인 성인병에 시달릴 것이라고 경고하고 있다.

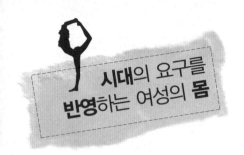

시대의 요구를
반영하는 여성의 몸

여성의 몸은 시대의 요구를 반영한다. 오스트리아 빌렌도르프 근교 팔레오세에서 발견된 비너스상은 2만여 년 전에 만들어진 것으로, 당시 사람들이 여성에게 바라는 바가 무엇이었는지 짐작 가능케 한다. 11㎝의 작은 여성상의 유방은 터질 만큼 크고, 배는 임신한 여성처럼 불룩 나와 있으며, 성기는 도톰하게 강조되어 있고, 커다란 엉덩이는 지방이 풍부해 보인다. 얼굴 윤곽은 거의 알아보기 힘들고, 다리는 몸을 지탱할 수 없을 만큼 작달막하다. 학자들은 이 비너스를 다산을 기원하는 당시 사람들의 마음을 표현한 것이라 하는가 하면, 풍요를 상징한다고도 한다. 다산과 풍요. 물론 다른 말이지만, 그에 대한 느낌은 다르지 않다고 여겨진다.

고대 선사시대, 사람은 노동력으로서의 가치가 컸다. 햇빛, 바람, 어둠으로부터 피할 곳을 만들어야 했고, 매 끼니 먹을 것을 구해야 했다. 동물과 만나면 싸워 이겨야 했다. 그러하기에 당시 시대 상황이 여성에게 요구한 가장 큰 일은 다산이었다. 가장 아름다운 여인은 출산과 수유에 적합한 몸을 가지고 있고, 잘 먹어서 뚱뚱한 모습이었다. 곧, 당시 뚱뚱한 여인의 몸은 권력과 부를 상징했다.

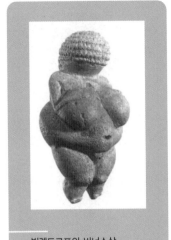

빌렌도르프의 비너스상.
다산과 풍요의 기원을 담고 있다.

그런가 하면 BC 2000년경 청동기 미노아 문명으로 오면서 크레타 여성들은 코르셋을 입기 시작한다. 가슴을 강조하고 허리는 꽉 졸라매는 당시 복식의 모습은 크노소스의 벽화 〈세 여인〉에서 확인할 수 있다.

청동기시대는 이미 농경문화가 발달한 데다, 특히 크레타 지방은 유럽의 다른 지역과 비교해 일찍이 개화되어 고도의 문명이 성립되었으며, 과수 재배와 해상 교역으로 물질이 풍부하였기에 더 이상 여성이 다산과 풍요의 상징이 될 필요가 없었던 것이다.

이후 16세기에 접어들면서 잘록한 허리, 작은 가슴의 여성보다는 풍만하고 건강미가 흐르는 여성이 부러움의 대상이 된다. 이는 사회적 배경과 연관 있다. 전쟁과 흉년이 거듭되면서 음식을 많이, 자유로이 먹을 수 있는 것 자체가 부의 상징이요, 권력의 상징이었다. 상류층 여성들은 그러한 권력을 과시해야 했기에 고열량 고단백 음식을 골라 섭취했고, 먹고 토하는 행위를 반복하면서까지 줄기차게 먹어댔다. 그래야만 낮은 계급의 가

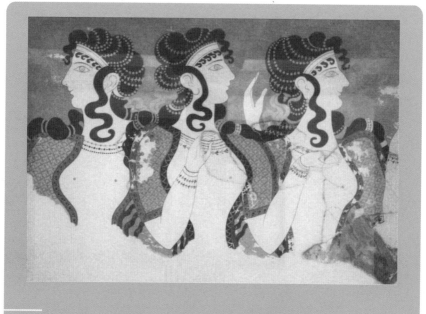

크노소스의 벽화 〈세 여인〉. 잘록한 허리와 강조된 가슴이 눈에 띈다.

난한 집 여성들과 차별화되기 때문이다. 17세기에도 비만은 사회적으로 높은 지위와 일맥상통하였고, 야콥 요르단스의 작품 〈다이아나의 휴식 (Repos de Diane)〉을 비롯하여 많은 예술 작품들 속에서 풍만한 여성들이 아름다움의 상징으로 그려지는 등 비만 체형에 대한 예찬이 계속됐다.

하지만 산업혁명 이후 근대화가 빠르게 진행되면서 상류 계층의 이러한 과시욕은 주춤한다. 물질이 풍부해지고 사회적 계층이 분화하면서 과거 귀족들만큼 잘 먹을 수 있는 계층이 생겨났기 때문이다. 사회 구성원의 표준 체중이 늘어나기 시작하자 그토록 먹어대던 상류층 사람들은 귀한 재료로 만든 맛있는 음식만 가려 먹기 시작한다. 소위 말하는 미식가가 되기 시작한 것이다. 단연 부유층 여성의 몸은 다시 날씬해지기 시작한다.

19세기에 들어서면 날씬한 여성의 몸은 또 다른 상징이 된다. 바로 능력 있는 남편의 아내란 메시지이다. 돈과 권력을 가진 남자의 아내로, 그래서 연약한 몸으로 그저 가정생활에 충실하면서 살아갈 수 있음을 몸으로 알리는 것이다.

우리나라에서는 어떨까. 조선시대는 물론이고 보릿고개가 있던 1950년대까지만 해도 동그란 얼굴에 작은 이목구비, 통통한 볼살, 오동통한 몸을 가진 여성이 환영받았다. 동글동글하고 오동통하게 생겨야 복 있는 얼굴이라며 반겼고, 아랫배가 푸짐해야 안심하고 며느리로 들어앉혔다.

그러나 한국전쟁 이후, 우리나라 여인의 몸은 두 가지 양상을 띤다. 전쟁으로 폐허가 된 땅에서 하루 세 번 매 끼니를 채울 수 있음은 부와 권력

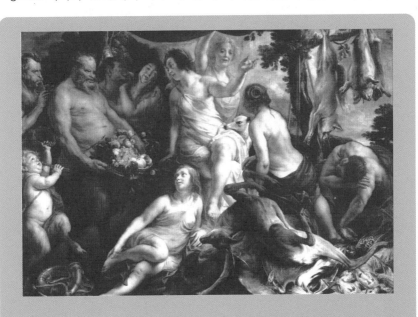

야콥 요르단스의 〈다이아나의 휴식〉. 풍만한 여성들이 아름다움의 상징으로 그려졌다.

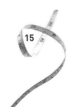

의 상징이었다. 미국으로부터 조달된 구호물자를 잘 챙기는 것도 권력이었다. 좀 산다 하는 집은 미군을 통해 분유를 구해 와 아이에게 젖 대신 우유병을 물렸다. 분유를 먹은 아이들은 포동포동 살이 올랐고, 분유를 수입한 회사는 광고 효과를 노려 '우량아 선발대회'를 열기도 했다. 이런 분위기에서 중산층 여성의 몸은 당연히 점점 뚱뚱해졌다. 몸이 사회적·경제적 지위를 말해주었기 때문이다.

한편, 전쟁 이후 미국과 접촉이 잦아지고 텔레비전 등이 보급되면서, 아름다운 여성의 상도 바뀌어갔다. 동글납작한 얼굴을 가진 동양 미인 대신 갸름한 얼굴에 큼직한 이목구비, 늘씬한 서구형 몸매가 미인의 자리를 차지한 것이다. 이러한 흐름은 1957년에 시작해 지금까지 이어져오고 있는 미스코리아대회 선발자의 모습을 보면 한눈에 알 수 있다.

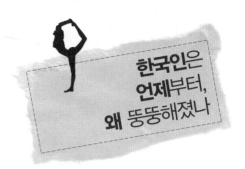

한국인은
언제부터,
왜 뚱뚱해졌나

숫자적으로 절대적 우위를 차지하던 저체중 인구와 극소수의 비만 인구로 구성되었던 지구의 몸무게는 제2차 세계대전 후 변하기 시작했다. 급격히 증가한 비만인으로 인해 세계 인구 69억 명 중 저체중보다 과체중 인구가 많아져 지구 전체가 무거워지고 있는 것이다.

세계 인구 중에 16억 인구가 과체중으로 조사되고 있으며 특히 유럽, 미국의 비만 유병률의 증가는 심각한 상태라고 한다. 많은 역학자들은 비만이 미국을 완전 정복했고 이제는 세계를 넘보고 있다고 말한다. 세계보건기구(WHO)는 2005년 전 세계 15세 이상 인구 중 최소 4억 명 정도가 비만이며, 특단의 대책을 세우지 않으면 2015년에는 7억 명 정도로 늘어날 것이라 예측했다.[1] 국제비만특별조사위(IOTF) 또한 연간 비만 관련 사망자

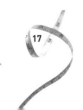

가 약 250만 명에 도달할 것으로 분석하고 있다.[2] 세계는 바야흐로 '비만과의 전쟁'을 선포하고 비만의 예방과 치료를 위해 힘쓰고 있다.

비만이란 핵폭풍은 우리나라에도 여지없이 불어닥치고 있다. 일단, 쌀밥과 발효 식품으로 대표되던 전통 식생활이 서구의 영향으로 밀가루 빵과 기름진 육류 위주로 바뀌었다. 둘째, 바쁜 생활로 인해 아침을 굶고 점심에 허겁지겁 많이 먹으며, 저녁엔 회식이다 뭐다 해서 술과 고기 안주로 식사를 대신하는 생활 패턴으로 바뀌었다. 셋째, 바쁜 아침 시간에 버터 바른 빵에 치즈와 과일을 한 조각 넣고 우유나 커피를 한 잔 마시는 간편식을 선호함에 따라 단백질과 지방의 섭취가 비정상적으로 많은 영양 불균형을 이루고 있다. 넷째, 직장을 따라 독립한 사람, 맞벌이 부부의 아이, 아이들 교육 문제로 기러기 신세가 된 아빠 등 나 홀로 가족(Single Family)이 많아지면서 요런조런 반찬을 갖춘 밥상보다는 피자, 햄버거 등 영양은 형편없고 열량만 높은 패스트푸드로 끼니를 때우는 경우가 늘어났다.

2009년 국민건강보험공단의 발표에 의하면 우리나라 성인 세 명 중 한 사람이 비만이라고 한다.[3] 심각한 것은 소아 비만과 20대 비만, 고도 비만이 늘고 있는 추세라는 점이다. 더욱이 소아기는 평생의 식습관을 결정하는 시기인 데다 소아 비만은 소아 성인병을 유발하고 아이의 성장을 저해하는 등 그 심각성이 두드러진다. 20대 비만 역시 당뇨, 혈관 질환, 심장 질환, 고혈압 등 성인병 발병 시기를 앞당겨 개인이나 사회 전체에 막대한 지장을 초래한다. 고도 비만이란 체질량 지수(Body Mass Index; BMI)가 35가 넘는 경우를 말한다.(아시아·태평양 비만 기준) 체질량 지수 35란, 키가 165cm인 여성의 몸무게가 96kg이 넘는 것으로, 골격근이 크지 않은 한국인에게는 흔한 일이 아니다. 하지만 일부 학계에서는 이러한 추세로 간다면 짧게는 10년, 길게는 20년 이내에 한국인의 절반이 고도 비만으로 인한 만성적인 성인병에 시달릴 것이라고 경고한다.[4]

비만은 에이즈보다 더 무서운 병이다. 백신이 개발되면서 에이즈 치료는 박차를 가하고 있지만 생활 습관 질병인 비만은 오히려 전 세계적으로 증가하여 마치 전염병처럼 가족과 사회 구성원에게 퍼지고 있다. 물론 비만은 바이러스나 세균처럼 직접적인 전염원은 아니다. 하지만 비만인 주위에는 과체중이거나 비만인 사람이 많다. 가족이나 친구들이 비만한 경우 비만에 대한 경계심이 줄어든다. 또한 같은 식사 패턴을 가지는 경우가 많아 처음에는 정상 체중이었던 사람도 점점 살이 찌는 음식을 가까이 하게 되면서 어느새 비만이 되어버리는 경우가 흔하다.

주부 영미 씨. 오랫 동안의 연애 끝에 서른 초반의 나이에 결혼에 골인했다. 연애 기간 동안 입에 달고 살던 말이, "결혼하면 식당에서 밥 사 먹지 말고 꼭 해 먹자."였다. 퇴근 후 남편과 근처에 있는 백화점으로 장을 보러 갔다. 폐점 시간이 가까워 식료품 코너에서는 각종 식재료를 할인해서 팔았다. 남편이 좋아하는 고기, 생선 등을 할인한 가격에 많이 사가지고 집으로 돌아오면 9시쯤. 그때부터 다듬고 조리고 볶고 하면 10시가 넘는 시간에야 저녁을 먹을 수 있었다. 매일 밤 이어지는 푸짐한 저녁 식사, 새벽녘에 소화가 덜 된 채 잠자리에 드는 습관, 아침엔 여지없이 늦잠, 지각. 생활 패턴이 엉망이 된 것은 물론, 어느새 몸무게가 늘어나 결혼 두 달 만에 몸에 맞는 옷이 하나도 없게 되었다.

비만의 1차 원인은 식습관에 있다. 하지만 현대인의 생활 패턴 역시 비만의 원인으로 꼽을 수 있다. 자동차가 많아짐에 따라, 대중교통이 발달함에 따라 걷는 거리가 줄어들었다. 엘리베이터와 에스컬레이터가 없는 곳

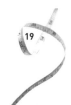

을 찾아보기 힘들고 계단을 오르락내리락할 일도 점차 없어지고 있다. 불과 20여 년 전만 하더라도 컴퓨터와 인터넷 보급이 지금처럼 대중화되지 않아 무엇인가 정보를 얻기 위해선 도서관이나 신문사 등을 찾아가야 했지만 이제는 컴퓨터 앞에 앉아 수백 년 전의 기록, 수천 년 전에 세워진 다른 나라의 건물, 수백만 리 떨어져 있는 오지 사람들의 생활 등을 볼 수 있다. 그뿐인가. 게임기의 발달로 스포츠까지도 그냥 거실 소파에 앉아 단추만 누르면 즐기고 동참할 수 있다. 라켓이 아닌 버튼으로!

아이들 역시 마찬가지다. 인구 집중으로 인해 도시 학교의 경우 변변한 운동장이 없어 전체 조회도 못 하는 지경이기에 체육 활동이 잘 이루어질 리 없다. 하지만 운동장만 탓할 것도 아니다. 학교생활은 곧 공부라는 인식 아래 대학 진학에 하등 영향을 끼치지 않는 체육이란 과목은 시간표에만 있을 뿐, 있으나 마나 한 존재가 되어가고 있는 게 현실이다. 정해진 시간에 몸을 움직이는 것도 하지 않으니 평소 생활은 더 볼 것도 없다.

열 살 승훈이의 하루를 보자. 아침 7시 30분 기상. 영어 테이프를 듣고 세수하고 밥을 먹고 8시 20분 학교로 출발. 오전 4교시, 점심시간, 오후 1교시. 쉬는 시간 10분은 보던 책 정리하고 다음 시간 준비하다 보면 끝. 방과 후에는 학원 차를 타고 영어·피아노 학원으로. 그렇게 학원을 돌고 집으로 돌아오면 5시. 배고파 간식으로 빵을 한 개 먹으며 텔레비전을 켠다. 태권도 학원도 다녔으나 피곤하여 쉬고 있는 중이다. 교육방송을 시청한 뒤 저녁을 먹고 학원 숙제를 하고 나면 9시. 그러고는 바로 잠자리에 든다. 하루 종일 몸을 놀리는 시간 없이 책상이나 텔레비전 앞에 앉아 있는 시간이 많은 승훈이의 몸무게는 42kg. 천식을 앓고 있는 승훈이는 뚱뚱해지면서 더 숨 가빠하고 있다.

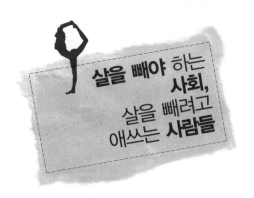

서구형 미인의 조건이 우리나라에서도 아름다움의 기준이 되는 데 큰 영향을 끼친 사건은 1986년과 1988년에 있었던 아시안게임과 올림픽이다. 사실 이전까지만 하더라도 사람들의 관심은 얼굴에 초점이 맞춰져 있었다. 성형을 하더라도 쌍꺼풀 수술이 대부분이었고, 조금 과감한 사람이 코를 높이거나 턱선을 깎는 정도였다. 한데 이 시기부터 몸매로 관심이 옮겨 간다. 텔레비전 화면에 한국인과 나란히 서 있는 서양 여성의 늘씬한 모습이 사람들의 눈을 유혹했다. 여성들은 아름다운 몸매를 위해서 팔뚝, 허벅지, 배를 둘러싸고 있는 지방을 수술로 제거하는 과감함을 보여주었다. 그러다 부작용이 일어나고 심지어 죽음을 맞이하는 경우도 없지 않았지만, 아름다움을 얻고자 하는 여성들은 줄을 지어 병원을 찾았다.

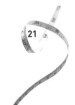

여성들은 왜 아름다워지려고 하는 것일까. 현대 여성들은 사랑과 결혼으로 스스로의 정체성을 확인하기보다 사회에 진출해 사회적·경제적 존재로 올곧게 서고 싶어 하는 경향이 점차 강해지고 있다. 곧, 커리어우먼으로서 자리를 잡고 싶어 하는 것인데, 그 이상향은 텔레비전이나 영화 속 여성들에 집중된다. 세련된 외모, 늘씬한 몸매! 이것으로 여성의 날씬함은 몸매 자체의 의미보다 사회 경제적 능력을 재고시키는 역할까지 하고 있는 셈이고, 이는 역으로 능력을 인정받고자 하는 여성은 날씬한 몸매를 유지해야 한다는 압력을 가하고 있는 것이다.

수년 전만 하더라도 채용 공고에 키와 몸무게를 제한하는 문구가 버젓이 올라오곤 했다. 그 키에 달하지 못하는 사람과 그 몸무게를 초과하는 사람은 능력 여하에 상관없이 입사 지원서조차 넣어볼 수 없었다. 지금이야 물론 이러한 채용 조건을 전혀 찾아볼 수 없지만 그렇다고 해도 사정이 크게 나아지진 않았다.

20대 후반 수현 씨. 어렸을 적부터 뚱뚱한 체형이었다. 학교에 가면 친구들의 놀림의 대상이었다. 여러 아이들의 놀림과 구타에 대응하지 못하고 울기만 했다. 스트레스가 컸다. 집에 돌아오면 늘 밥을 비벼 먹었다. 아주 많이. 배가 부르면 짜증이 났다. 친구 집에서 놀다 그제야 들어오는 동생을 만나면 머리채를 휘어잡고 학교에서 아이들한테 당한 만큼 때려주었다. 중학교에 들어가면서 아이들의 놀림은 없어졌지만, 자기 몸으로부터 오는 스트레스는 사라지지 않았다. 스트레스로 인한 폭식이 이어졌고, 급기야 20대 중반에 당뇨 증세가 나타났다.

"기가 막혔어요. 신체검사만 통과하면 직장에 들어갈 수 있었는데 하필이면 그때……"

3년 동안 면접만 보다가 겨우 얻을 뻔한 직장이었다. 이후 수현 씨는 정규 직장은 포기하고 아르바이트로 생계를 이어가고 있다. 재학 시절 공부도 곧잘 했지만 외모 때문에 능력을 펼칠 기회를 얻지 못하고 살아가고 있는 것이다.

　여성의 일만이 아니다. 미국의 한 기업은 배가 나온 사람은 승진 대상에서 아예 제외해버리는 규정을 마련했다. 뚱뚱한 사람은 음식을 절제하지 못하고 규칙적인 운동을 하지 않는 등 자기 관리를 못한다고 본 탓이다. 자기 관리조차 못하는 사람이 어떻게 부하 직원을 이끌어 맡은 바 임무를 완수하고 성과를 얻을 수 있겠는가 미덥지 못해 하는 것이다.

　사회가 이렇다 보니 사람들은 더욱 바빠졌다. 경쟁 사회에서 살아남기 위해 각종 자격증을 따며 능력을 키우는 한편 몸매 관리도 해야 한다. 세련된 옷차림을 너끈히 소화하는 몸매, 단단한 근육질의 날렵한 몸매가 다른 사람에게 호감을 주고 더욱 믿을 만한 느낌을 주는 풍토 때문이다.

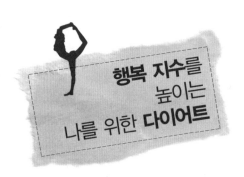

행복 지수를
높이는
나를 위한 다이어트

다이어트를 강요하는 사회 풍토를 볼 때 과한 지점이 있는 것도 사실
이다. 몇 년 전 텔레비전에서 방영된 한 다이어트 관련 방송은 우리가 무
엇을 위해 다이어트를 해야 하는지 느끼게 한다. 그것은 20대 중반의 직장
여성을 동행 취재한 프로그램이었다.

그녀는 아침에 일어나 과일 한 조각을 먹고 허둥지둥 지하철로 달려 나
간다. 간신히 지각을 면해 안도의 한숨을 쉰 뒤, 동료와 복도로 나간다. 모
닝커피 한 잔을 즐기러. 오전 업무를 본 뒤 서너 명과 어울려 점심을 먹으
러 간다. 메뉴는 떡볶이와 김밥. 오후 업무를 본 후에는 팀원 전원이 몰려
나간다. 회식이 있는 날이다.

"회식 있는 날이 제일 괴로워요. 안 먹을 수도 없고, 먹으면 안 되

고……."

그래서 선택한 방법이 있다. 일단 마구 먹는다. 그런 다음 재빨리 집으로 가서 먹은 것을 모두 토한다. 처음엔 토하기 위해 칫솔 손잡이로 목젖 부근을 누르는 일이 고통스러웠다고 한다. 하지만 몇 번 반복하다 보니 점점 능숙해졌다.

놀라운 건 그 여성은 전혀 뚱뚱하지 않고 오히려 마른 체형이란 점이다. 자신의 뚱뚱한, 혹은 멀쩡한 몸을 받아들이기 어려워서 정상 체중임에도 불구하고 다이어트를 하려는 사람이 많아지고 있는 것은 문제다. 우리 몸에 당당해질 필요가 있다.

다이어트란, 브리태니커 백과사전에 의하면, 식이요법, 식물요법, 음식 치료법이라고도 한다.[5] 식사로 인체에 적절한 영양을 공급함으로써 각종 질병 상태를 개선 · 회복시키려는 치료 방법이다. 약물요법 및 간호와 유기적인 관계를 갖는다.

식사요법의 기본 원칙은 다음과 같다. ① 최적의 영양소를 구성 · 공급하며 환자의 증세에 따라서 특정 영양소를 적절히 조절한다. ② 소화가 잘되는 식품과 다양한 조리법을 이용한다. ③ 환자의 식습관과 기호 및 심리 작용을 고려하여 식사의 안정성에 유의한다.

다시 말해 다이어트는 뭔가 몸에 이상이 있는 사람이 건강한 몸을 유지하기 위해 써야 하는 방법인 셈이다.

자, 자신의 몸을 바라보자. 자신의 몸 상태를 체크해보자. 다이어트가 필요하다고 느끼는가? 사회의 요구, 다른 사람의 시선을 만족시키기 위한 다이어트 말고 자신의 건강과 가뿐함을 위한 다이어트가 정말 필요한가 되짚어보자.

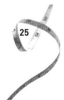

대화법 강사는 말한다. 상대를 위한 말은 충고이지만 말하는 사람을 위한 말은 잔소리라고. 잔소리는 듣는 사람이 스트레스를 받으며 역효과를 나타낸다. 다이어트도 마찬가지다. 사회와 타인이 원하는 기준에 자신을 맞추기 위해 다이어트를 시작하면 스트레스만 받을 뿐 효과가 나타나지 않는다. 단기간에 성공했다 하더라도 요요현상으로 인해 말짱 도루묵이 되기 십상이다.

하지만 자신의 진단 아래 스스로 필요성을 절감하고 시작한 다이어트는 효과적이고 지속적일 뿐 아니라, 생활 습관 자체를 바꾸게 된다. 나아가 마음도 바뀌며 삶을 살아가는 태도도 달라진다.

김성경 다이어트 프로그래머의 경험이다. 보통 다이어트센터를 방문하는 주 고객층은 20~30대 여성들인데, 한번은 50대 후반의 여성 S씨가 혼자 모습을 나타냈다. 물론 중년의 부인들도 프로그램에 참여하기는 하지만 대개는 딸과 함께 방문했다가 동참하는 경우가 많기 때문에 좀 의아했었다고.

"군이 프로그램까지 이용하여 다이어트할 필요성이 있을까, 의구심이 들었어요. 한눈에 보기에도 같은 연령대에 비해 늘씬한 체형이었거든요."

S씨는 3~4년 전 허리 디스크 수술을 받았다. 당시 생활하는 데는 크게 지장을 받지 않고, 약만 지속적으로 복용하는 상태였다. 하지만 허리 통증이 심해지고 무릎 관절이 편치 않았다. 병원을 찾아 물리 치료를 시작했지만 잘못된 치료로 상태는 오히려 악화되었다.

허리와 무릎의 통증을 줄이기 위해 다이어트를 시작했다. 처음엔 치료 목적이었지만 나중엔 체중 조절을 통해 건강을 유지하고자 했기에 조금이라도 체중이 늘거나 몸이 무겁다고 느껴지면 다이어트를 시작했다. 단순히 아름다움을 목적으로 하는 다이어트와는 달리 건강을 목적으로 하는 다이어트를 시작한 것이다.

S씨와 같은 고객은 다이어트 프로그래머에게도 자부심을 느끼게 한다.

"사람들이 아름다움보다는 건강에 대한 관심으로 다이어트를 시작하는 경우도 있다는 것을 알게 되면서 단순히 살 빼는 것을 돕는 게 아니라 한 사람의 건강을 책임지는 직업인이란 자부심을 느낄 수 있었어요."

나를 위한 다이어트, 시작해보자!

현대인을 비만으로 인도하는 우수한 안내자 중 하나가 텔레비전이다. 텔레비전이 비만과 관련 깊다는 사실은 이미 증명된 바 있다. 미국 미네소타 대학교의 공중보건 연구팀은 2003~2004년 동안 미니애폴리스 지역에 거주하는 15세 이상 18세 이하의 청소년 781명을 대상으로 텔레비전 시청 습관에 대한 조사를 했다. 그 결과를 보자.

자기 방에 텔레비전이 있는 청소년들의 하루 평균 시청 시간은 세 시간 정도로 텔레비전이 방에 없는 청소년보다 평균 한두 시간씩 더 보는 것으로 나타났다. 운동량도 배 차이가 났으며, 자기 방에서 텔레비전을 보는 학생이 설탕이 첨가된 음료를 더 많이 마시는 것으로 나타났다.

이에 연구팀은 부모들에게 청소년 자녀의 방에서 텔레비전을 치울 것으로 권고했다. 또한 다하이 바 엔더슨 미네소타 대학의 공중보건 연구원은 "거실에 있는 텔레비전을 업그레이드할 때 기존에 사용하던 텔레비전을 자신들의 방에 설치해달라는 청소년들의 주장을 강력하게 거부하기를 당부한다."고 메디컬 신문과의 전화 인터뷰에서 주장했다.[6]

텔레비전은 존재 자체만으로도 비만의 적이지만, 프로그램, 광고까지 들여다보면 비만을 전염시키는 주범이라 해도 누가 뭐라 할 사람이 없다. 보자. 드라마에서 가장 많이 나오는 것이 밥 먹는 장면이다. 평일 오전 시간대에는 어느 방송에서건 요리 프로그램을 방영한다. 토요일, 일요일에는 볼 것도 없다. 맛집을 찾아다니는 프로그램은 그렇다 하더라도 하루 종일 이어지는 오락 프로그램에서도 음식이 빠지지 않는다. 주말, 오랜만에 누워 리모컨만 운동시키던 사람들은 맛집 프로그램을 보고 입맛이 당겨 음식을 찾는다.

그뿐인가. 광고는 또 어떤가. 아이스크림에 피자, 햄버거, 과자, 치킨 등 고열량 저영양의 정크푸드 광고가 쏟아진다. 아이들은 환상에 빠진다. 부모를 조르기 시작하고, 그렇게 한 번 얻어내고 나면 주말 점심은 피자 혹은 치킨이 당연시된다. 광고주들은 안다. 부모의 호주머니를 여는 방법을. 하여 평일에도 아이들이 학교에서 돌아오는 시간대에 집중해서 광고를 때린다. 광고주들의 전략은 적중했다. 간식 타임의 아이들은 피자를 지나치지 않았다. 그 결과 아이들 몸은 점점 뚱뚱해졌고, 비만을 우려하게 되었다. 이에 정부는 2009년 '어린이 식생활안전관리 특별법'의 시행령을 내렸다. 당, 지방, 나트륨 등의 성분이 일정 기준 이상 들어 있는 고열량 저영양 식품에 대해서는 공중파, 케이블, 위성 등 텔레비전 광고를 오후 5시부터 7시까지 금지한다는 내용이었다.

텔레비전을 바보상자라 불러왔다. 이젠 이름을 하나 더 얹어줘야겠다. 비만이라는 역병의 주범!

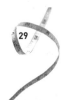

다이어트 프로그래머의
탄생

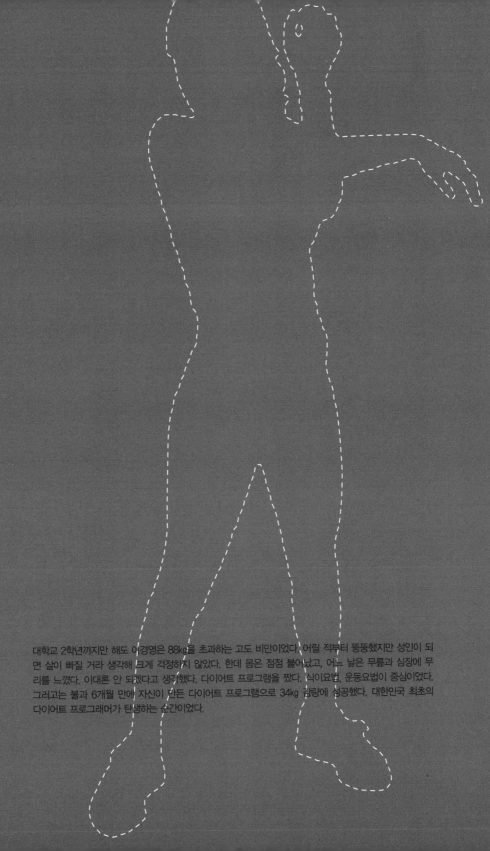

대학교 2학년까지만 해도 이경영은 88kg을 초과하는 고도 비만이었다. 어릴 적부터 뚱뚱했지만 성인이 되면 살이 빠질 거라 생각해 크게 걱정하지 않았다. 한데 몸은 점점 불어났고, 어느 날은 무릎과 심장에 무리를 느꼈다. 이대론 안 되겠다고 생각했다. 다이어트 프로그램을 짰다. 식이요법, 운동요법이 중심이었다. 그러고는 불과 6개월 만에, 자신이 만든 다이어트 프로그램으로 34kg 감량에 성공했다. 대한민국 최초의 다이어트 프로그래머가 탄생하는 순간이었다.

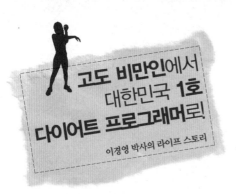

고도 비만인에서
대한민국 1호
다이어트 프로그래머로!

이경영 박사의 라이프 스토리

더 이상 참을 수 없다!

이경영은 어릴 적부터 비만이었고, 청소년기에 급격히 살이 찌면서 고도 비만이 되었으나 그리 걱정하지 않았다. 대학생이 되면 살이 빠질 것이라는 생각에서였다. 그런데 웬걸. 대학생이 된 후 90kg 가까이 나가는 거구가 되어버리고 말았다.

갓 스물을 넘긴 나이인데도 겉보기에는 영락없는 30대 아줌마였다. 신체 나이는 더 늙어 있었다. 팔굽혀펴기를 한 개 이상 하기 힘든 근지구력에 10kg짜리 쌀도 무겁다고 쩔쩔매던 근력을 가졌던 허약한 20대였다. 게다가 조금만 움직여도 쉽게 피곤해하는 만성피로증후군에 시달렸다. 동아리 식구들과 함께 지리산을 등반했을 당시 입에 달고 다녔던 말이 "간식

좀 먹자."와 "쉬었다 가자."였다.

대학 3학년, 기말고사 공부를 하던 중 무릎과 심장에 무리를 느꼈다. 고통과 함께 이런 생각이 들었다.

'다이어트를 해야 하나?'

다이어트를 하기에 앞서 원인을 파악해야 했다.

'가족 중 왜 나만 뚱뚱할까?'

곰곰이 생각해본 결과 잘못된 습관을 의심하게 되었다. 일주일에 서너 번은 라면을 먹을 정도로 밥보다 빵이나 분식 먹기를 좋아하고, 야식도 즐기며, 밥을 먹더라도 꼭꼭 씹지 않고 후다닥 먹어서 복통이 일어날 정도고, 운동은커녕 일상생활에서 움직이는 것도 싫어하고, 공부도 엎드려서 할 정도로 눕기를 좋아하지 않던가. 이런 나쁜 습관들이 반복되면서 몸이 풍선처럼 부풀어 오르게 된 것이었다.

다이어트 프로그램을 짰다. 식이요법, 운동요법이 중심이었다. 그리고 시작했다. 하지만 다이어트는 곤욕이었다. 처음 2주 동안은 참으로 견디기 힘든 나날이었다. 몸은 계속 예전으로 돌아가길 원했다. 특히 먹을거리와의 싸움이 어려웠다. 낮에는 빵이 어른거렸고, 밤이면 라면 냄새가 코끝에서 사라지지 않았다.

야식증후군을 없애는 데 3주 정도 고생했다. 처음 하루 이틀 동안은 아래층에서 올라오는 라면 냄새 때문에 밤에 잠을 이룰 수가 없었다. 그런데 사나흘 지나자 밤마다 요동치던 위가 조금씩 잠잠해지기 시작했고 3주 정도 지나니까 오히려 밤에 음식을 먹으면 속이 불편해졌다.

야식증후군을 잠재워도 뭔가 먹고 싶다는 욕망은 오랜 기간 계속됐다. 그럴 때면 시험 기간 동안에 시험 끝나면 하고 싶은 일들을 적어두듯이,

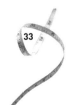

먹고 싶은 음식을 수첩에 적었다. 피자, 초콜릿, 탕수육, 햄버거······. 그러고는 일요일 낮에 먹고 싶었던 양의 3분의 1 정도를 먹으며 몸을 달랬다.

신기하게도 2주 정도 버티자 한결 수월해졌다. 자신감이 좀 붙었다. 해낼 수 있겠다는 자신감! 그 즈음, 백화점에 갔다. 그러고는 가장 마음에 드는 빨간색 원피스를 샀다. '날씬해지면 입어야지!'

6개월 뒤, 이경영은 빨간색 원피스를 입었다. 그것도 아주 편안한 상태로! 단 6개월 만에 무려 34kg이나 감량한 것이었다.

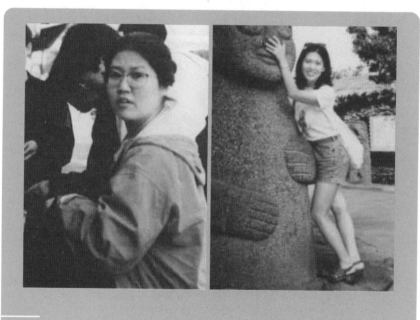

(왼쪽) 대학 2학년 시절의 이경영. 88kg을 초과하는 고도 비만이었다. **(오른쪽)** 불과 6개월 만에 자신이 만든 다이어트 프로그램으로 34kg을 감량한 모습.

나야 나, 몰라보겠어?

평생을 비만인으로 살다가 정상의 몸무게를 유지하자 인생이 달라졌다. 항상 달고 살았던 무릎과 허리 통증이 사라지고, 두통도 없어져 정신이 맑아졌다. 당연히 혈당과 혈압, 콜레스테롤 수치가 정상을 가리켰다. 무엇보다 목욕탕 가는 것이 더 이상 두렵지 않게 되었고, 또래 친구들처럼 옷을 사는 즐거움도 만끽하게 되었다. 다이어트가 얼마나 인생을 풍요롭게 만들 수 있는지 알게 되었다. 무엇보다 위축되었던 자신감을 되찾고 새로운 이미지를 발견하게 된 점이 가장 큰 수확이었다.

친구들은 기적이라는 단어를 썼다. 단 6개월 만의 외모 변화에 놀라기도 했지만, 거대한 몸으로 아무것도 할 수 없었던 이경영이 팔굽혀펴기 20개를 거뜬히 해낼 정도의 근지구력을 가지게 되었기 때문이다. 또, 잠의 노예라 불릴 정도로 집에서 잠자는 것을 좋아했던 그녀가 생생한 모습으로 하루를 살았기 때문이다.

그녀의 변화가 놀라웠기에 친구들은 주변에 소문을 내기 시작했고, 놀라운 결과를 보여준 그에게 상담을 요청하는 사람들이 늘어갔다. 알음알음 자신의 다이어트 노하우를 알려주다가 PC 통신 다이어트 프로그램에 합류하게 되었다. 〈1318 다이어트 힘내〉. 막 청소년기를 벗어났고, 실제 34kg이란 어마어마한 감량을 한 덕에 그녀의 이야기는 속된 말로 잘 먹혔다.

경험을 나눴을 뿐인데 돈을 받으라고?

대학 4학년 때, 여행사 투어컨덕터로 아르바이트를 하면서 미국에 자주 갔다. 여행을 하면서 놀란 점은 미국에 정말로 고도 비만인이 많다는 사실이었다. 날씬한 사람들은 할리우드 영화에서만 존재하는 것 같았다. 더욱 놀란 것은 그곳에서 만난 재미 교포 2, 3세들의 어마어마한 체형이었다. 이경영 자신의 경험에 비추어 봤을 때, 아무리 많이 먹어도 100kg이 넘지 않았기에 한국 사람들에게는 심각한 고도 비만이 쉽게 생기지 않으리라 확신했는데 150kg이 넘는 교포들을 보면서 환경이 얼마나 쉽게 사람을 망치는가 알 수 있었다.

안타까웠다. 이경영은 가이드 도중 만나는 교포들에게 자신의 다이어트 노하우를 전달하고자 했다. 말로만 했을 땐 믿지 않았던 사람들도 사진을 보여주자 매우 놀라며 귀를 기울였다. 몇 명은 좀 더 전문적인 식단과 운동 방법을 질문했고, 한 달 치의 프로그램을 받아 갔다. 호텔 방에서 잠을 쪼개며 짠 다이어트 프로그램을. 진정한 마음이 통했던 걸까? 이경영의 프로그램은 효과를 내기 시작했다. 소문이 났다.

이경영은 신이 났다. 무거운 몸에서 헤어나지 못했던 사람들이 보다 자신 있게 살 수 있도록 돕는 일이 그렇게 즐거울 수가 없었다. 그저 행복을 나눈다는 생각으로 사람들을 만나면 다이어트를 권유했고, 자신이 효과를 봤던 방법을 기본으로 각자에게 한 달간의 식단과 운동요법을 건네주었다.

그런데 사람들이 돈을 주었다. 상담비라면서. 그녀는 주춤했다. 돈을 벌고자 한 일이 아니었기 때문이다. 오히려 교포들은 돈 받기를 꺼리는 그녀를 이해하지 못했다. 교포들은 전문성 있는 내용을 별도의 시간을 들여 작성한 만큼 보상을 받아야 한다며 네 쪽의 프로그램에 대해 2백 불을 주었다.

당시에도 이경영은 '1318 다이어트'를 운영하고 있던 터였지만 무료 상담이었다. 우리나라는 다이어트센터 한 군데 없을 정도로 관심이 적었고, 특히 과학적인 다이어트에 관한 인식이 부족했던 시기였기에 다이어트 상담으로 돈을 받는다는 일은 상상할 수 없었다. 한데 교포들의 이야기를 듣고 보니 생각이 달라졌다.

'앞으로는 다이어트만 전문으로 상담하는 직업도 생길 수 있겠는걸?'

PC 통신에서의 상담이 유명세를 타기 시작해서일까. 마침 대형 피부관리실에서 이경영에게 다이어트 상담직을 의뢰하였고, 그녀는 센터에 방문한 고객에게 식이요법과 운동요법을 중심으로 상담해주기 시작했다. 물론 PC 통신 상담도 꾸준히 하면서.

1998년 어느 날 한 신문에서 인터뷰 요청이 들어왔다. 인터뷰가 끝날 즈음, 기자가 물었다.

"직업을 정확히 뭐라고 하면 좋을까요?"

다이어트 전문가, 다이어트 컨설턴트, 다이어트……. 어떤 이름이 적합할지 난감했다. 고민을 하다가 제대로 된 다이어트 프로그램이 우리나라에는 거의 없다는 것에 착안해 '다이어트 프로그래머' 라고 하기로 했다. 우리나라에서 다이어트 프로그래머가 탄생하는 순간이었다!

다이어트 프로그래머, 세상에 나아가다

이경영이 다이어트 프로그래머란 이름으로 상담을 시작할 즈음, 우리나라에서는 엣킨스 다이어트(Atkins Diet)라고 하는, 고지방 저탄수화물 식이요법을 응용한, 미국에서 온 다이어트 프로그램이 큰 유행을 했다. 지나친 고단백, 고지방 식이로 인해 심혈관 계통에 무리를 준다는 영양학자들의 경고가 있었지만 고탄수화물 식사를 하는 한국인들에게 저탄수화물 다이어트는 단기간에 체중 감량 효과가 높다는 점, 또 미국에서 들여온 방법이란 점 등이 사람들의 마음을 사로잡았다. 이 시기 강남 부유층에서는 미국

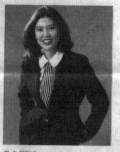

'군살' 제거 전문 '미스 샤일록'

다이어트 프로그래머
이경영

**3년 전엔 88kg의 비만형
운동·식사조절로 이젠 50kg
책 출간·PC통신서 인기**

이경영씨(25·사진)의 별명은 「샤일록」이다. 소설 「베니스의 상인」의 샤일록처럼 「살」을 「제거」하는 일이 직업인 다이어트 프로그래머. 다이어트 식단, 운동 프로그램, 마인드 컨트롤 등으로 살 찐 사람들을 날씬하게 만들어준다.

신장 163cm, 허리 26인치, 몸무게 50kg. 한국 여성 표준치의 몸매를 가진 그녀도 3년 전에는 몸에 맞는 옷을 고르기가 힘들 정도의 「비만여성」이었다.

「초등학교 6학년 때부터 살이 찌기 시작했어요. 고3 때는 대학 입시를 위해 밤낮도 복 공부하며 힘빼고, 라면 등 칼로리 높은 음식을 마구 먹었더니 88kg까지 체중이 불더군요」

다행히 서울대에 입학했지만 신입생 가장 체중이 많이 나갔다. 그러나 다이어트에는 별 관심이 없었다. 오히려 맛있는 음식을 포기하면서 다이어트하는 친구들이 바보스럽게 느껴졌다. 3학년 때인 95년에야 비로소 다이어트를 시작했다. 과식으로 위장에 탈이 났고 몸무게 때문에 관심이 나빠졌기 때문이었다.

이씨는 특별한 다이어트법을 선택하지 않았다. 운동량과 식사량 조절이 그가 시도한 다이어트의 전부. 하루 2시간 이상씩 걷고 직접 한식 식단으로 식사를 했다. 저녁 후에는 절대 음식을 먹지 않았고 허기가 질 때는 녹차 등을 마셨다. 배가 고파 잠이 오지 않을 때는 책을 읽었다. 다이어트 기간 동안 읽은 책만도 200권이 넘었다. 6개월 후 84kg의 몸무게를 50kg까지 감량할 수 있었다.

이씨는 다이어트 비법으로 마음을 편히 가질 것, 많이 걸을 것, 제때 식사할 것 등을 제시한다. 지난해부터 고양시 지역 PC통신 코코텔(KOKOTEL)에 청소년 비만에 관한 글을 올리고 있다. 최근에는 그간 축적한 다이어트 노하우를 정리해 「이경영의 세상이 즐거운 거꾸로 다이어트」(솔림)를 펴냈다.
글 김준·사진 권혁재기자

1998년 3월 2일자 경향신문. 다이어트 프로그래머란 이름이 세상에 나온 날이다.

LA에 있는 유명한 다이어트센터에 몇 개월씩 머물면서 다이어트를 하는 것이 유행이기도 했다. 한국에는 신뢰할 만한 다이어트센터가 없다며 천만 원가량의 돈을 들여서 미국으로 날아갔다.

이경영은 안타까웠지만 이해할 수 있었다. 그 당시 우리나라에는 전문 다이어트센터나 비만클리닉이 없던 게 사실이었다. 여성 잡지에서 주로 소개되는 다이어트 방법으로는 포도 다이어트니 감자 다이어트니 하는 원푸드 다이어트가 다였고 다이어트를 결심한 사람들이 갈 수 있는 곳은 단식원이 전부였다.

자신의 다이어트 경험이 인연이 되어 피부미용&비만관리센터에서 일을 하기 시작한 이경영은 한국의 다이어트 문화가 양성화되지 못한 데 대해 아쉬움이 컸기에 어떻게든 분위기를 바꿔나가고자 했다. 단식이나 마사지에서 식이요법과 운동요법 중심으로 다이어트 방법을 바꾸기를 권했다. 꾸준한 체지방 관리를 통해 단순한 체중 감량보다는 건강한 신체 조성이 중요하다는 것을 강조했다. 대학과 구청 보건소에서 운동과 건강 강좌를 하며 건강을 위한 다이어트를 설파해나갔다. 다이어트 책을 일곱 권 쓰면서 한식 문화권에서 이상적인 다이어트가 무엇인지 알렸고 《스포츠 투데이》, 《굿데이》, 《쎄씨》, 《키키》, 《보그》, 《엘르》 등 다양한 잡지에 칼럼을 쓰면서 과학적이고 체계적인 다이어트 프로그램의 중요성을 강조했다.

지성이면 감천이라 했던가. 대형 신문사 인터뷰를 시작으로 여러 잡지사와 방송사 등에서 그녀를 찾았다. 다이어트 성공 스토리와 함께 그녀의 직업도 알려지기 시작했다. 그와 동시에 다이어트를 주제로 상담하는 사람들이 늘어나기 시작했고, 그들 역시 다이어트 프로그래머란 명칭으로 자신들을 소개했다. 자신이 만들어낸 명칭을 남들이 따라하면 좋지만 않을 터인데 이경영은 무척 기분이 좋았다. 이제까지 해온 일이 헛되지 않았음을 느꼈다.

2000년대 들어 다이어트 열풍이 불면서 다이어트 산업에 대한 관심이 많아지고 다이어트 프로그래머가 되고 싶어 하는 욕구들이 강해지면서 신문, 잡지, 방송 등의 다양한 매체에서 다이어트 프로그래머 1호인 이경영의 인터뷰를 대대적으로 싣기 시작했다. 취업정보 전문 회사인 인크루트에서도 다이어트 프로그래머에 대한 소개를 하였다. 2009년 전국 식품영양학과 교수협의회에서 주최하는 세미나에서는 '영양사의 새로운 전망, 다이어트 프로그래머' 라는 주제를 잡아 이경영에게 강의를 의뢰하기도 했다. 공중파를 비롯해서 직업 소개 케이블 방송까지 다양한 매체에서 인터뷰를 제의해 왔다. 국내뿐 아니다. 그간 이경영이 쓴 다이어트 관련 서적과 그를 취재한 방송을 보고 해외에서도 다이어트 프로그래머란 직업에 대해 관심을 가졌다. 중국의 한 대학에서는 다이어트 프로그래머 과정을 만들고 싶다며 커리큘럼을 의뢰해 오기도 했다.

행복을 나누어드립니다

2009년, 이경영의 여섯 번째 다이어트 책인 『살빼기 요요현상과의 승부』(조선일보 생활미디어)가 중국에서 출간되었다. 드라마에서 시작했던 한류가 다이어트로 이어진 셈이다. 이경영은 갑자기 애국자가 된 기분이었다. 중국인들이 책에서 소개한 한국 다이어트 식단을 따라하는 게 왠지 자랑스러웠다.

이경영이 시작한 '나를 행복하게 하는 다이어트' 캠페인이 20년 가까이 지속되어오는 동안, 과학적 다이어트의 불모지였던 우리나라에 전문 다이어트센터들이 많이 생기고 과학적으로 상담을 해주는 다이어트 프로그래머들이 배출되어 활약하고 있다. 그녀가 원했듯 우리나라의 다이어트 문화가 양성적으로 바뀌었다. 미국으로 다이어트를 하러 가던 이들이 이제는 국내 다이어트 프로그램의 우수성을 확신하게 되었다. 오히려 미국의 유학생과 세계에 흩어져 있는 교포들이 다이어트를 하러 우리나라로 오고 있다. 나물과 생선, 현미밥 중심의 한식이 얼마나 다이어트에 우수한 음식인지 확신하게 되었고, 한국의 스포츠 생리학과 영양학이 세계 톱 수준에 도달했다는 것을 신뢰하기 때문이다.

이경영은 바란다. 외국의 학술대회에 참석하거나 외국 과학자들을 만날 때마다 우리나라 다이어트 프로그램의 우수성을 선전하는 것이 참으로 보람 있고 신나는 일이기에 세계 속에서 한국 다이어트 프로그램의 위상을 높일 후배 다이어트 프로그래머들이 많이 나오기를. 청출어람이라는 말처럼 많은 후배 다이어트 프로그래머들이 지금까지 자신이 만들었던 다이어트 프로그램보다 더 우수한 프로그램들을 만들 것을. 그리고 세계 비만인들이 다이어트를 위해 한국으로 달려오기를.

그 바람이 이루어질 것을 이경영은 믿는다. 그러기에 행복하다.

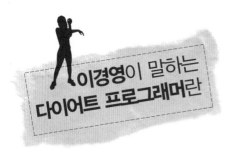

이경영이 말하는
다이어트 프로그래머란

대한민국 다이어트 프로그래머 1호인 이경영 박사는 다이어트 프로그래머란 직업의 여러 장점 중 남을 도와줄 수 있다는 점을 으뜸으로 꼽는다. 그의 말을 빌리면, 현대 사회에는 셀 수 없는 직업들이 있다. 또 산업의 발달과 변화에 따라 뜨는 직업이 있고 지는 직업이 있는데, 모든 직업이 건강에 긍정적인 효과를 가져다주는 것은 아니다. 그렇지만 다이어트 프로그래머는 자신이 가지고 있는 전문 지식을 이용하여 다른 사람의 건강은 물론 나아가서 인생까지도 바꿀 수 있는 직업이라고 자신한다.

비만으로 인해 신체적인 문제뿐만 아니라 마음까지 상처받고 오는 사람들이 다이어트를 통해 체중 감량과 함께 마음까지 건강해지면서 한층 더 밝고 자신감 넘치는 모습을 보이기 때문이다.

그뿐 아니다. 다이어트 프로그래머는 스스로에게도 좋은 기운을 준다. 이경영 박사의 말이다.

"경력 15년이에요. 지탱해온 것은 오로지 보람입니다. 앞서 한 말과 반대의 말이 되겠지만, 다이어트 프로그래머가 일방적으로 남을 도와주기만 하는 직업은 아니에요. 일을 하면서 접하는 여러 가지 다이어트 지식으로 주위의 가족, 친구들에게 다이어트와 건강 관련 정보를 전달할 수 있고, 그와 더불어 자신의 건강까지도 관리할 수 있다는 것이 큰 장점이죠."

또 한 가지의 장점이 있다. 대인 관계가 좋아진다는 점이다. 아무래도 고객들과 상담을 하다 보면 많은 이야기들을 듣는데, 그러는 사이 사람을 이해하는 폭도 넓어지고 남의 이야기를 잘 듣는 습관도 생긴다. 그러다 보면 인격적으로 자신을 수련하는 기회가 되기도 한다. 물론 대인 관계를 원활하게 하는 노하우도 축적된다.

남을 도우면서 돈을 벌 수 있다는 것은 참으로 뜻 깊은 일이다. 심장 전문의가 여덟 시간 동안 쉬지도 못하고 수술을 하면서도 쉽게 메스를 놓지 못하는 것 역시 사람의 생명이라는 절대적 가치를 지키는 일에 대한 보람 때문이겠거니와 경찰관이 박봉과 야근으로도 자부심 하나로 현장을 지키는 것 역시 같은 맥락이다.

직업이라는 것은 돈과 자아실현이 궁극적인 목적이다. 나와 남이 동시에 만족할 수 있는 다이어트 프로그래머는 매슬로의 욕구단계설(Maslow's Hierarchy of Needs)의 최상의 단계인 자아실현 욕구(Self-Actualization Needs)를 충족시켜줄 수 있는 직업이 아닐까?

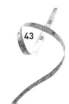

1... **끊임없는 음식의 유혹**

다이어트를 결심하기 전, 참으로 괴로웠다. 먹는 즐거움을 어찌 잊고 살아간단 말인가. 일주일에 두 번씩은 친구들과 먹던 소주와 삼겹살의 끈끈함, 돈이 생길 때마다 사 먹던 생크림 케이크의 달콤함, 밤이면 냉장고에서 꺼내 만들어 먹던 치즈샌드위치의 고소함을 버리려니 도저히 엄두가 나지 않았다. 다이어트를 시행하기 전에도, 얼마간 밤샘을 해야 하는 날이면 기나긴 음식 목록을 작성했다.

아르바이트 해서 월급 탄 날, 친구에게 밥을 사겠다며 데리고 간 곳이 일식집. 고민 고민해서 시킨 메뉴에 튀김이 나왔다. 우와! 튀김이다. 혼자서 모조리 먹어치웠다. 흑흑.

2... **가만히 있어도 꽂히는 시선**

가장 가기 싫은 곳이 목욕탕과 옷가게다. 특히 벌거벗은 몸으로 다녀야 하는 목욕탕에서는 부자연스럽기 짝이 없다. 탕에 들어가면 내 몸무게만큼 물이 촤르륵 넘쳐버리고, 함께 등을 밀어줄 사람이라도 찾으랴 두리번거리면 모두 시선을 피해버린다. 어려서부터 물놀이를 좋아했기에 탕에서 좀 놀려고 들면 심장이 두근거리는 건 차치하고라도 흘깃거리며 쳐다보는 통에 영 김이 새고 말았다.

3... 움직일수록 아픈 마디마디

다이어트를 하려면 음식 양을 줄이고 종류를 제한해야 함은 물론 운동을 꼭 해야 했다. 한데 체조랍시고 하려니 몸이 영 말을 듣지 않았다. 삼사십 번씩 해야 효과 있다는 운동을 서너 번 만에 포기해야 했다. 무릎이 아프고, 어깨가 결리고, 온몸이 저리고, 손발이 붓고, 허리가 끊어질 듯했지만 운동할 엄두를 내지 못하니 그저 화만 났다.

4... 늘어난 위는 밥 달라고 아우성

과식은 물론 폭식까지 해댔으니 위가 어마어마하게 늘어났다. 그러니 다이어트를 시작하자 위는 죽겠다고 아우성쳐댔다. 그렇다고 요구를 덥석 들어줄 수도 없고 야멸차게 거절할 수도 없고, 살살 달래줬다. 밥은 한 공기만 먹고, 배고프면 한두 시간 참다가 감자를 한 개 먹었다. 식사 시간 사이 꼬박꼬박 먹던 간식을 안 먹자니 왠지 불안했다. 가만히 있을 자신이 없어 영화를 보거나 만화를 그렸다.

1... **입맛과 식습관을 바꿔라!**

음식을 바꾸기 전에 마음을 바꿔라. 평소 좋아했던 살찌는 음식을 그리워하며 참기보다 몸에 좋은 음식을 좋아하도록 노력한다. 새로운 음식이 좋아지면 훨씬 즐겁게 다이어트할 수 있다. 굶는 게 다이어트가 아니다. 세 끼니를 꼬박꼬박 챙겨 먹는다. 끼니를 거르면 다음 끼니에 폭식을 하게 되어 지방이 늘어난다. 폭식은 스모 선수의 전략적 식습관임을 알자. 출출할 때, 간단히 요기할 수 있는 음식을 가지고 다닌다. 방울토마토, 감자나 고구마, 귤 등이 좋다. 허기를 달래면서도 칼로리가 낮아 부담 없이 즐길 수 있는 먹을거리다.

2... **한식을 즐겨라!**

다이어트에 가장 효과 있는 식단은 밥과 나물 반찬 위주의 한식이다. 현미밥이 가장 좋고 잡곡밥도 권할 만하다. 찌개보다는 국이 도움된다. 찌개는 짜서 밥을 많이 먹게 되거나 물을 찾게 되어 밤에 몸이 붓기 때문이다. 반찬은 한 끼에 서너 가지 정도 먹는다. 깻잎, 미나리, 참나물, 콩나물, 시금치, 고사리, 가지, 호박, 열무김치, 깍두기, 양배추, 파프리카, 브로콜리, 두부, 콩, 멸치, 미역, 다시마 등을 위주로 먹고 가끔 생선과 각종 해산물류를 먹는다.

3... **지방 연소에 짱! 파워 워킹하라!**

다이어트 기간 동안 매일 한 시간씩 파워 워킹한다. 가슴을 약간 내민 채로, 엉덩이가 뒤로 빠지지 않도록 하며 빠르게 걷는다. 팔을 약간 흔들고, 11자 걸음을 걷는다. 걸을 때 반드시 발뒤꿈치가 바닥에 먼저 닿도록 한다. 속도감을 즐기면서 걷는데, 시속 5㎞가 적당하다. 파워 워킹은 단단한 복근을 형성하는 데 도움이 된다. 쿠션 있는 운동화를 신고 걸어야 하며, 익숙해지면 뒤로 걷기를 시도해본다. 뒤로 걷기는 날씬한 허벅지를 만드는 데 효과가 있다.

4... **다이어트에 잠이 보약!**

음식, 운동도 중요하지만 잠을 잘 자야 더욱 효과가 있다. 잠을 잘 자기 위해서는 저녁을 일찍 먹고 위를 비워놓은 채로 잠자리에 든다. 늦어도 밤 12시쯤에는 자야 한다. 그래야 새벽 두 시경에 분비되는 성장 호르몬의 자극을 받아 지방 연소율을 높일 수 있다. 여섯 시간 정도는 푹 자는 게 좋다.

part
3

다이어트 프로그래머,
무슨 일을 할까

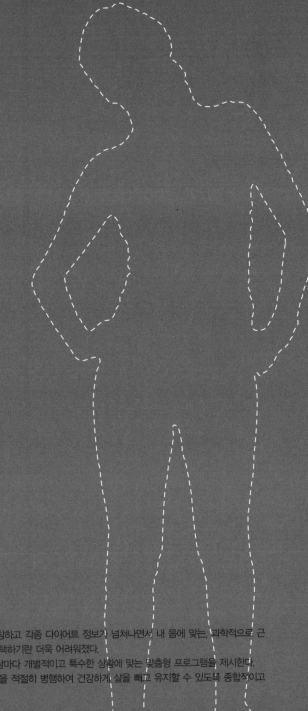

다이어트 산업이 양적 질적으로 팽창하고 각종 다이어트 정보가 넘쳐나면서 내 몸에 맞는, 과학적으로 근거 있는 올바른 다이어트 방법을 선택하기란 더욱 어려워졌다.
다이어트 프로그래머는 고객 한 사람마다 개별적이고 특수한 상황에 맞는 맞춤형 프로그램을 제시한다. 식이요법과 운동요법, 행동수정요법을 적절히 병행하여 건강하게 살을 빼고 유지할 수 있도록 종합적이고 총체적인 도움을 주는 것이다.

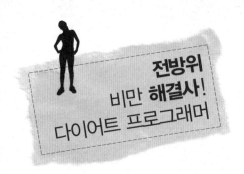

그럼 지금부터 다이어트 프로그래머란 무엇이고 어떤 일을 하는지, 어떤 사람에게 적합한지, 주로 어떤 영역에서 활동하는지, 근무 시간이나 보수 등은 어떻게 되는지 구체적으로 살펴보도록 하자. 다이어트 프로그래머가 되는 방법에 대해서는 5장 〈다이어트 프로그래머, 어떻게 되나〉에서 따로 자세하게 다루었다.

다이어트 프로그래머란 다이어트가 필요한 사람이 성공적으로 해낼 수 있도록 곁에서 도움을 주는 사람이다. 비만에서 탈출하고 싶은데 어떤 방법으로 해야 할지 몰라 고민하는 사람, 이런저런 방법으로 다이어트를 해보았지만 성공하지 못한 사람, 다이어트에는 성공했지만 요요현상으로 원점으로 돌아간 사람들을 도와주는 역할을 한다.

물론 영양사나 운동처방사, 피부관리사, 심리치료사도 나름의 영역에서 비만이나 과체중을 해결하는 방법을 마련하고 제시한다. 영양사는 비만 관리를 위한 식이요법을 제시하고, 운동처방사는 운동요법을 제시한다. 심리치료사는 마인드컨트롤요법을 제시한다.

　　그러나 어느 분야에서도 다이어트 프로그래머처럼 종합적으로 판단하여 개별적이고 특수한 상황에 따른 맞춤형 프로그램을 제시하지 않는다. 다이어트 프로그래머는 한 가지 전공만으로는 해결할 수 없는 다이어트를 위해 식이요법, 운동요법, 행동수정요법 등을 자유로이 적용하는 노하우를 발휘한다.

　　다이어트 프로그래머 양성 기관, 자격 시험 등의 기준이 생기게 된 이유도 다이어트 프로그래머가 단순히 체중 감량만을 중요시하는 직업이 아니

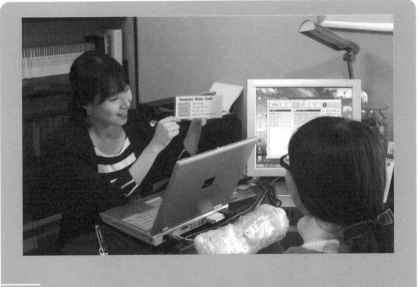

다이어트 프로그래머는 고객의 모든 것을 알아야 한다. 식습관, 성격, 인간관계, 다이어트를 하려는 이유와 마음가짐 등을 밀도 있는 상담을 통해 깊이 이해한다.

라 고객의 신체 건강까지 책임지며 더 나아가서는 고객의 정신적인 상처까지 다루어야 하는 직업이기 때문에 보다 철저한 교육과 검증의 시간이 필요하기 때문이다.

업무 내용

고객이 내방하면 다이어트 프로그래머는 제일 먼저 고객의 체중과 체지방, 근육의 양, 복부 사이즈 등 신체 조성을 기계로 측정해 비만의 정도를 진단한다. 그러고 나서 상담을 통해 고객의 식습관, 운동량, 활동량 등 라이프스타일을 철저히 분석한다. 비만의 원인을 찾아내는 것이다.

이후 식이요법, 운동요법, 행동수정요법 등 고객에게 적합한 다이어트

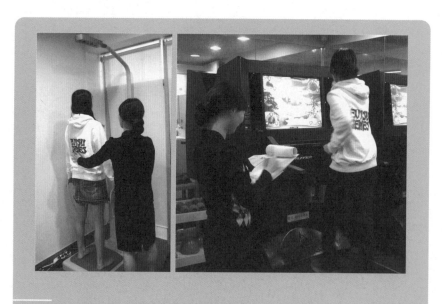

고객이 내방하면 다이어트 프로그래머는 제일 먼저 고객의 체중과 체지방, 근육의 양, 복부 사이즈 등 신체 조성을 기계로 측정해 비만의 정도를 진단한다.

프로그램을 설계해 제공한다. 또한 주기적인 만남을 통해 설계된 다이어트 프로그램에 따라 고객이 잘 이행하고 있는지 점검한다. 점검 시, 체중 및 체지방 감소 유무를 측정하여 분석 자료를 바탕으로 수치가 의미하는 바를 고객에게 설명한다.

여기서 그치지 않는다. 다이어트 프로그래머는 과학적 프로그램을 통해 분석하고 해결 방법을 도출해내지만, 그 내용을 설명하고 설득하고 지속하도록 하는 데에는 마음을 나누고 함께 하고자 한다. 고객이 다이어트 시 지치지 않도록 용기와 격려를 하는 것은 물론 고객이 잘못된 다이어트를 하고 있다면 바른 다이어트를 할 수 있도록 이끌어주는 진정한 도우미 역할을 해야 한다. 따라서 부드러우면서도 강한 카리스마가 절대적으로 있어야 한다. 어쩌면 아주 쉬운 직업 같지만 다르게 보면 아주 어려울 수 있는 직업이 바로 다이어트 프로그래머라고 할 수 있다.

그렇다면 모든 다이어트 프로그래머가 동일한 일을 하는가? 기본적으로 맡게 되는 관리 업무나 서비스는 비슷할 수 있지만 소속되어 있는 회사에 따라 차이가 좀 있다. 고객의 상담부터 다이어트 프로그램의 기획 및 설계, 그리고 프로그램의 실행 및 고객 관리 업무까지 다이어트 프로그래머가 모두 총괄하는 경우도 있고, 고객 상담과 프로그램의 기획 및 설계는 다이어트 프로그래머가 하고 프로그램 실행 및 고객 관리는 피부관리사가 하는 경우도 있다. 이때 다이어트 프로그래머는 주로 실장이나 팀장, 또는 매니저라는 직함으로 역할을 하게 되는데 경력이 많아질수록 고객 상담 업무가 많아지고 직접적인 관리가 적어지는 경향이 있다.

4년 경력의 한성아 다이어트 프로그래머의 말을 들어보자.

"다이어트 프로그래머로 일을 하면서 고객 관리도 많이 했지만 SK, 태

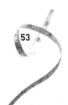

평양 등의 굴지의 기업과 같이 일할 기회도 많았어요. SK그룹에서는 비만 남성 사원들의 4주 다이어트 프로그램을 했어요. 매주 업그레이드되는 우리의 다이어트 프로그램이 인기가 아주 많았죠. 태평양 프로젝트의 경우에는 새로 나오는 다이어트 제품의 최종 단계에서 그 효과를 시험하는 일이었는데 이 역시 정말 다이내믹한 과정이라 재밌었어요. 윤은혜 씨가 텔레비전에 나와 제품 광고를 하는데 제가 참여했던 제품을 그렇게 보니까 정말 신기하고 보람 있었죠."

근무 시간에 대해 알아둘 사항이 있다. 주로 퇴근 후 저녁 시간이나 주말을 이용해 방문하는 고객이 많기 때문에 교대 근무를 하더라도 일주일에 2~3회 정도는 오후 9시까지 일을 할 때가 많고, 주말에 근무를 해야 한다.

적성

사람을 상대하는 직업이다. 일단 사람을 좋아해야 한다. 어울리기 좋아하고 다른 사람의 말을 잘 들을 줄 알아야 하며, 충분히 공감할 수 있는 마음을 가져야 한다. 그렇다고 그 감정에 같이 빠져서 헤어나지 못하면 안 된다. 충분히 공감하되, 냉철하게 판단하고 설득할 줄도 알아야 한다.

자신감을 잃은 사람들을 주로 만나게 되니, 다소 밝은 성격의 사람에게 적합하다. 일을 하다 보면 어려운 경우가 많을 터이니 스스로 기운을 차릴 힘을 만들어낼 줄도 알아야 한다.

주로 23~35세의 나이에 시작하는 것이 좋고, 상담직이다 보니 나이가 들고 경험이 쌓일수록 몸값이 높아진다. 매니저 등으로서 관리와 책임을 맡게 되는 것이다.

직업의 특성상 건강한 몸매를 가져야 한다. 아무래도 고객에게 영향력을 주는 직업이기 때문에 지나친 과체중이라면 일단 자신을 관리하는 일부터 시작하는 게 순서다.

활동 범위

다이어트 프로그래머로 자신의 능력을 펼칠 곳은 많다. 단순히 피트니스센터, 다이어트센터, 비만클리닉 등 고객과 직접 소통하면서 고객의 몸과 마음의 건강을 개선시키는 곳뿐만 아니라 다이어트식품 회사, 칼럼니스트 등 다이어트와 관련된 모든 직종이 가능하다. 비만 고객의 관리, 상담 등에서부터 비만 고객에게 식품 및 영양 지식 등을 제공해주는 일까지 모두 포함된다.

고객과의 만남의 형태 역시 온·오프라인을 겸한다. 오프라인에서는 비만관리센터나 피부관리실 등에서 고객을 맞이하고 여러 가지 자료와 기구를 이용해 실제 측정을 하고 그에 적합한 프로그램을 제시한다. 온라인에서는 상담이 주 활동 내용이다.

강의 역시 다이어트 프로그래머의 활동 중 하나다. 보건소, 백화점 문화센터, 대학, 회사 등에서 다이어트 특강을 전문적으로 하는 강사들 중에는 다이어트 프로그래머 출신들이 많다. 이밖에 다이어트 관련 제품의 생산에 관여하기도 한다. 식품 회사나 운동기구 회사에서 다이어트 제품이나 운동 기구를 만들 때 조언을 하고, 판매사원 교육을 담당하기도 한다. 요즘에는 휴대폰이나 게임 등에서 다이어트를 응용한 프로그램이 인기를 얻으면서 이를 개발하는 사례도 늘고 있어 다이어트 프로그래머의 역할이 점차 확대되고 있다.

이처럼 다이어트 프로그래머는 좁게는 다이어트를 위해 방문한 고객의 직접적인 관리와 상담부터 온라인 상담, 방송, 강연에 이르기까지 다방면에 걸쳐 활동하는 넓은 업무 범위를 갖는다.

다이어트 프로그래머의 주요 취업 활동

① 다이어트 관련 대기업, 중소기업

② 다이어트식품 업체 및 제약 회사의 연구소

③ 비만클리닉(병원, 한의원 등), 전문 다이어트센터, 피트니스센터

④ 각종 다이어트 관련 학과 강사

⑤ 문화센터, 보건소 등에서 비만 관련 상담

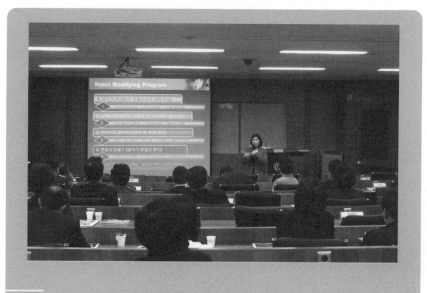

연세대에서 강연 중인 이경영 박사. 대기업, 백화점 문화센터, 대학교, 보건소 등에서의 강연 활동도 다이어트 프로그래머의 주요 활동 영역 중 하나다.

⑥ 텔레비전, 라디오, 신문, 잡지, 인터넷 등에 출연

⑦ 텔레비전, 라디오, 신문, 잡지, 인터넷 등에 칼럼 연재

⑧ 다이어트와 관련된 책 집필

⑨ 인기 스타들의 개인 식이요법, 운동요법, 행동수정요법 등 관리

⑩ 다이어트센터, 피트니스센터 등 창업

보수

러시아의 대문호 막심 고리키는 일이 재밌으면 인생은 낙원이고 일이 의무이면 인생은 지옥이라고 했다. 재미있는 직업이 경제적으로도 삶을 윤택하게 해준다면 더할 나위 없겠다. 다이어트 프로그래머의 연봉은 얼마나 될까?

다이어트 프로그래머의 수입은 소속 업체의 규모, 고객 관리와 상담 실적, 센터 운영 여부에 따라 다르다. 또 같은 조건에서 일을 하더라도 개인의 능력과 경력에 따라 다르다. 곧, 능력제, 경력제이다. 따라서 경력이 쌓이면 쌓일수록 자연적으로 수입과 대우도 나아지게 된다. 급여 기준 역시 매출액 또는 관리 고객 수가 될 수 있다.

다이어트 프로그래머로 갓 입문한 신입의 경우 1년 동안 스텝으로 근무하게 되는데, 초봉은 중소기업에 근무하는 사람들과 비슷한 수준으로 받는다. 연봉으로 1400~1800만 원 정도다. 연봉은 연차가 올라갈수록 많아진다. 5~7년 정도 경력이라면 인센티브를 고려할 경우, 대기업 과장 수준의 연봉을 생각할 수 있다.

자신이 직접 다이어트센터를 운영할 경우 더 많은 소득을 올리기도 한다. '이경영벤에세레'를 운영하는 이경영 박사의 말이다.

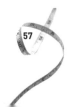

"처음에는 피부미용사들과 비슷한 수준의 월급을 받았어요. 저는 정말로 이 일이 하고 싶어서 시작했지만 부모님이 많이 속상해하셨죠. 서울대 나와서 너무 적은 연봉을 받는 것을 보고 그만두라고 하시곤 했어요."

하지만 다이어트 프로그래머의 업무는 관리보다는 상담 중심이기 때문에 월급 증가 폭이 큰 편이다. 또 칼럼 진행비, 책 인세, 강의비가 부가적으로 들어온다. 보너스인 셈이다. 재밌는 점은 강의비도 경력이 많을수록 급상승한다.

이경영 박사의 경우, 15년 전 백화점 문화센터 강의를 처음 했을 때만 해도 1회에 3만 원을 받았더랬다. 어떤 때는 교통비와 머리 만지는 데 드는 비용으로도 모자랄 지경이었다. 하지만 묵묵히 꾸준히 했다. 평생 3만 원만 받는다는 생각은 하지 않았기 때문에 강의 준비도 열심히 했다. 지성이면 감천이라고, 얼마 전 한 대학에서 두 시간에 1백만 원을 받기도 했다. 처음과 비교해서 거의 30배나 뛰었다.

하지만 다이어트 프로그래머는 경제적 이익만 생각하면 할 수 없는 직업이다. 경제적 이익을 넘어서 일에 대한 보람을 느끼지 못하면 이 일로 롱런하기 힘들다는 것이 경력자들의 조언이다.

여성만의 직업?

다이어트 프로그래머는 여자들만의 직업인가? 결론부터 이야기하면, 아니다. 물론, 다이어트센터를 방문하는 고객의 70% 정도가 여성이다. 그러다 보니 여성 다이어트 프로그래머를 선호하는 경향이 있다. 다이어트센터 중 일부는 여성 전용인 곳도 있을 정도니까.

하지만 남성들도 몸에 대한 관심이 많아지고, 이에 따라 남성 다이어트 프로그래머에 대한 요구도 증가하고 있다. 지금까지의 다이어트 산업을 주도한 것이 여성이었다면, 최근에는 다이어트를 하려는 남성이 증가하는 추세다.

대표적인 다이어트센터인 '이경영벤에세레'에서도 기업 프로젝트로 남성 사원들의 다이어트 프로그램을 자주 기획한다. 프로그램 진행 이후, 여성 다이어트 프로그래머보다는 남성 다이어트 프로그래머들이 있었으면 더 좋았겠다는 평가가 많이 나왔다.

헬스클럽이나 비만클리닉에서 활동하고 있는 남성들 중에서, 아직은 소수이지만 다이어트 프로그래머 과정을 이수하는 경우가 점차 늘어나고 있다. 바람직한 현상이다. 이제까지의 경험을 토대로 비만 고객에게 운동요법 외에 식이요법과 행동수정요법을 제대로 상담해주면 서로 만족도가 높을 것이기 때문이다.

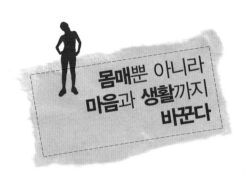

몸매뿐 아니라
마음과 생활까지
바꾼다

사람을 보고 생활을 살핀다

다이어트 프로그래머는 고객의 몸만 보고 표면적 문제만 해결하려 해서
는 안 된다. 그가 얼마나 뚱뚱한지, 얼마나 감량해야 하는지, 어느 부위의
살을 집중적으로 빼야 하는지를 보는 것은 기본이다. 거기서 더 나아가 그
가 어떤 사람인지 볼 수 있어야 한다. 그가 어린 시절 주로 무엇을 먹고 자
랐고, 현재 어떤 음식을 좋아하며, 하루를 어떻게 보내고 있는지, 현재 어
떤 일에 종사하는지, 가족 구성원은 어떻게 되는지, 식습관은 어떤지, 소
비 패턴은 어떤지, 어떤 성격의 소유자인지, 사람들과의 관계 형성은 어떻
게 하고 있는지, 자신이 잘한 일과 잘못한 일에 대해 어떻게 생각하고 반
응하는지, 가장 하고 싶은 일은 무엇인지, 스트레스는 어떻게 푸는지, 어

떤 시기부터 살이 찌기 시작했는지, 스스로 생각하는 비만의 원인은 무엇인지, 왜 살을 빼고자 하는지, 정말 살을 빼야겠다는 절실함이 있는지 등에 대해 충분히 알아낼 수 있어야 한다. 고객에 대해 충분히 아는 것이 곧 비만의 원인을 진지하게 파악하고 적절한 프로그램을 구성하여 제시하는 최선의 방법이기 때문이다.

위에 열거한 이야기들을 충분히 들으려면 상담실 분위기를 편안하게 가져가야 한다. 딱딱한 사무실보다는 편안함을 줄 수 있는 독립적인 공간이 필요하다. 이러한 공간 외에도 간과해서는 안 될 것이 있다. 바로 사람이다.

성수정 다이어트 프로그래머의 경험담이다.

수능을 치른 고3 여학생이 어머니와 함께 센터를 방문한 적이 있었다. 그녀는 한눈에 보기에도 상당한 고도 비만이었는데, 비만으로 인한 자신감 상실과 우울증을 겪으면서 학교생활도 어려운 상태였다. 어머니 성화에 어쩔 수 없이 끌려왔는지 등록을 결정하고도 그녀의 얼굴에서 다이어트에 대한 의지를 찾아보기란 어려웠다. 첫 관리를 시작하고 얼마 지나지 않아 관리를 거부한 적도 있다. 운동실에 있는 대형 거울 속에 자신의 몸이 비치자, 아무리 관리라고 해도 다른 사람이 자신의 몸을 보는 것에 큰 거부감을 보였다.

오랜 토론 끝에 이 학생은 사람이 가장 없는 시간에 관리를 하기로 결정했다. 다행히 처음의 거부감은 점점 사라지고 센터 선생님들과 친해지면서 그녀의 모습은 변해갔다. 그 누구보다 성실히 다이어트에 임했으며, 급한 맘에 절식을 하거나 약물을 복용하는 등의 꾀 한번 부리지 않고 꾸준하게 식이 조절과 운동을 병행해나갔다. 결과는 말하지 않아도 알 수 있을

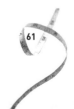

것이다! 30kg을 감량한 후 대학에 입학한 그녀는 그 누구보다 바람직한 식단을 유지했으며 운동 또한 즐길 수 있는 사람으로 변했다. 여느 여대생처럼 자신을 꾸밀 줄 알았고, 학교생활에도 적극적으로 참여하며 이전과 전혀 다른 생활을 하게 된 것이다.

다이어트 프로그래머란 비만으로 고통받는 사람들에게 건강한 다이어트를 통해 육체적인 건강은 물론 정신적 건강까지 개선함으로써, 삶의 궁극적인 행복을 되찾아줄 수 있어야 한다.

성수정 다이어트 프로그래머가 이러한 성과를 얻어낼 수 있었던 것은 학창 시절 그녀 역시 수많은 다이어트를 시도하면서, 잘못된 다이어트로 인해 거식증, 폭식증 등의 후유증을 겪은 경험 덕분이다. 그 경험으로 누구보다 먼저 여학생의 고민을 알아챌 수 있었고 공감하며 리드해나갈 수 있었다.

다이어트 프로그래머는 고객이 충분히 신뢰할 수 있을 만한 성품은 물론 표정, 옷차림, 자세를 지녀야 한다. 하지만 무엇보다 중요한 것은 성수정 다이어트 프로그래머처럼 고객이 하는 이야기에 충분히 공감하며 끝까지 듣고자 하는 태도이다. 누구든 자신의 속 이야기를 꺼내고 싶어 하지 않는다. 하지만 소중한, 아픈 이야기를 진정으로 듣고 싶어 하면 고객은 엉킨 실을 풀듯 천천히, 자신의 속마음을 풀어낼 것이다.

마음을 살피고 나눈다

뚱뚱함의 원인으로는 체질, 습관 등 여러 가지를 꼽을 수 있지만, 심리적 이유도 작용한다. 스트레스, 공허감, 의지하고 싶은 마음, 과도한 비관 혹은 낙관, 자포자기 등에 의해서 비만 혹은 과체중이 생겨날 수 있기 때문이다.

사례를 들어보자. 결혼 14년차에 접어든 마린 씨의 현재 몸무게는 83kg이다. 결혼 당시보다 38kg이 늘었다. 살이 붙기 시작한 지점은 첫 아이를 낳고서였다. 중장비 기사인 남편은 지방 출장이 잦았다. 시가와 친정 모두 지방이라 남양주에 자리 잡은 신혼집에서 혼자 아이를 돌보는 시간이 길었다. 잠시도 아이와 떨어질 수 없었다. 임신 기간 동안 20kg이 늘었고 출산 후 그중 15kg 정도 빠졌으나 두 달 만에 다시 살이 오르기 시작해 현재에 이르렀다.

장을 보거나 잠시 산책 나갈 때를 제외하고는 20여 평 아파트에 오로지 아이와 둘뿐인 날이 많았다. 몸과 마음이 지쳐갔다. 혼자 먹자고 무얼 해 먹기도 귀찮아 끼니도 거를 때가 많았다. 그러다 늦은 저녁에 배가 고파지면 아이를 재워놓고 라면, 치킨, 쫄면, 만두 등 손쉽게 해 먹을 수 있는 음식으로 허기를 채우거나 냉장고 안에 있는 반찬을 쏟아 비벼 먹었다. 일주일에 한 번 정도 남편이 오면 그제서야 제대로 된 밥상을 차렸고 그것까지도 정신없이 먹어치웠다.

그런 생활이 반복되다 보니 불안함이 엄습해 왔다. 무엇을 하며 살고 있는가, 무엇을 하고 살아야 할까, 나의 인생이 좀 달라져야 하지 않을까. 생각이 반복될수록 우울한 시간이 늘었고, 그와 동시에 군것질이 늘었다. 밖으로 나가지 못하고 집 안에서 맴돌아야 하는 처지에서 선택할 수 있는 궁여지책이었다. 과자 봉지와 맥주병이 늘어갔고, 정신을 차리고 보니 어느새 몸이 상상도 못할 만큼 불어나 있었다.

몸이 뚱뚱해지자 더욱 밖에 나가기가 싫었다. 몸을 보이기 싫은 것이다. 누구를 만나기도 싫었다. 모든 사람이 손가락질하는 것만 같았다. 농담 삼아 놀려대는 남편의 말도 비수가 되어 마음에 꽂혔다. 뚱뚱한 몸 때문에 많은 사람 앞에 나서기를 두려워하면서도 가까운 사람에 대한 신경증은 늘어갔다.

이런 경우 다이어트 프로그래머는 고객이 어떻게 자신을 찾게 되었는지, 그가 다이어트를 마음먹기까지의 과정, 마음 상태 등을 헤아려야 한다. 특히 자녀가 있는 여성이라면 정도의 차이는 있겠으나 대부분 어느 정도의 육아 스트레스를 받으므로 다이어트 프로그래머이기 전에 여성으로서 충분히 공감하며 그의 이야기에 귀를 기울여 고객이 자신을 신뢰하고 따를 수 있도록 해야 한다.

또 프로그램을 진행하면서 살이 찌는 원인을 제거해 반복적으로 실의에 빠지지 않도록 해야 한다. 구체적인 실행 방법은 함께 이야기를 나누면서 스스로 찾아가도록 하는 게 좋다. 고객의 삶의 주체는 고객이기 때문이다. 스스로 방법을 찾고 이루어내야 성취감을 느끼고 반복적인 실패 상황에 놓이지 않는다. 그래야 자기 삶을 긍정적으로 대할 수 있다.

누구나가 아닌, 그 고객만이 할 수 있는 프로그램을 제시한다

사람은 누구나 존중받기를 바란다. 특히 고민을 안고 그것을 해결해야겠다는 마음을 먹은 사람은 상대방이 자신만큼 문제를 심각히 받아들여주기를 원한다. 다이어트를 하려는 사람 중 일정 정도는 자신의 의지가 아니라 엄마 혹은 언니 등에 의해 떠밀려서 하기도 한다. 이런 경우 상담을 할 때 많은 정보를 알아낼 수 없고, 프로그램을 적용하여 진행하더라도 성공하기 어렵다. 이런 유형의 고객에게는 건강과 자신감을 되찾기 위해 다이어트가 필요하다는 것을 지나치게 강요하기보다는 고객 스스로 깨닫도록 하는 것이 좋다. 고객 마음 깊숙이 감추어져 있는 건강하고 날씬해지고 싶다는 의지를 끄집어내줄 수 있어야 한다. 이들 대부분은 다이어트 성공에 대한 확신이 거의 없고 다이어트를 성공한 후의 자신의 모습을 그리지 못한다. 또 지나친 다이어트로 자신감이 아예 사라진 경우도 있다.

이때 다이어트 프로그래머가 확신을 주고 고객의 지친 마음을 위로해준다면 성공률을 높일 수 있다. 그러기 위해서는 '아, 저 사람이 나를 위해 참된 마음으로 최선을 다하는구나.' 하는 마음을 고객이 느낄 수 있도록 진심을 다해야 한다. 이야기를 나눌 때도 충분히 공감하고 들어주어야 한다.

이미 패턴별, 유형별, 체형별, 성격별 기본 프로그램이 있다. 그 프로그램을 그대로 적용하더라도 어느 정도 효과는 있겠지만, 그보다 좀 더 분석하고 찾아보고 고민하여 고객의 상황에 적합한 프로그램을 짜고 제시한다. 그 정성을 처음에는 고객이 알 수 없다. 하지만 꾸준히 관리를 하면서 이야기를 나누고, 프로그램을 이해하고 실행하면서 신뢰를 쌓으면 담당 다이어트 프로그래머가 얼마나 자신에게 정성을 쏟고 있는지 알게 된다. 그러면 이후에는 특별한 강요, 관리 없이 자신의 의지로 설 수 있는 날이 오게 된다.

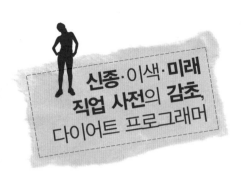

신종·이색·미래
직업 사전의 감초,
다이어트 프로그래머

잡지 《포브스코리아》에서 21세기 신종 유망 직종 1위로 다이어트 프로그래머를 뽑고 있다. 사람의 몸을 관리해주는 다이어트 프로그래머는 식생활이 서구화됨에 따라 비만 인구가 급속히 늘고, 건강에 대한 관심도 커지는 세태를 반영한 직업이라는 것이다.[7] 또한 MBC 〈뉴스데스크〉, EBS 〈직업탐방〉 등에서 미래에 가장 유망한 업종 중의 하나로 다이어트 프로그래머를 꼽아 인터뷰를 내보낸 바 있다. 많은 직업 전문가들이 유망하다고 판단하는 것은 그만큼 시장의 수요는 높은 반면 공급 인력의 질적·양적 수준이 부족한 상태임을 뜻한다.

미국의 다이어트 시장은 2008년 약 610억 달러에 달했다.[8] 삼성경제연구소 추정치에 의하면, 국내 다이어트 시장은 1992년 다이어트 붐 이후 해

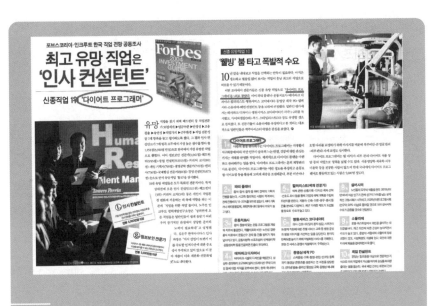

잡지 《포브스코리아》에서 21세기 신종 유망 직종 1위로 선정된 다이어트 프로그래머.

마다 40%씩 성장하고 있다. 2008년에는 전체 인구의 약 10%인 481만 명이 건강관리 서비스를 이용했으며, 다이어트 산업 규모는 약 1조 5천억 원으로 추산됐다.[9] (조사기관에 따라 4조 원까지 내다보기도 한다.)

비만 관련 시장은 폭발적인 성장세를 보여주는데 이를 전문적으로 관리하는 전문가들의 수는 절대적으로 부족한 것이 현실이다. 다이어트 프로그래머의 질적 팽창과 양적 팽창이 시급한 상태인 것이다.

평생 직장이 아닌 평생 직업이 더 중요한 시대에 살고 있는 우리들이다. 미래 산업에서 다이어트 시장은 끊임없는 수요가 있을 것으로 보인다. 아마도 향후 백 년은 다이어트 프로그래머들이 절실하게 필요한 사회가 될 것이라 장담할 수 있지 않을까?

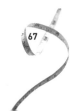

음식의 양만 줄여서는 제대로 된 다이어트를 할 수 없다. 그러면 뭘 더해야 살이 빠질까? 정답은 운동이다. 특히 청장년기 이후 다이어트는 반드시 운동을 겸해야 피부에 탄력이 생기고, 주름이 늘지 않는다.

그러면 어떤 운동을 어떻게 얼마나 해야 할까? 미국 스포츠의학회의 자료를 기초로 알아보면, 쉽게 시작할 수 있는 운동은 스트레칭, 유산소 운동, 저항성 운동, 구기 종목 등이다. 헬스클럽의 활동도 물론 포함된다.

1... 스트레칭

거의 매일 하는 게 좋으며 한 동작 당 최소 15초 정도 유지한다.

2... 유산소 운동

걷기, 조깅, 자전거 타기, 수영 등인데, 이 역시 매일 하는 게 도움되며, 한 번 할 때 10분 이상 지속하고 전체 40분~1시간 정도 해야 효과가 있다. 주 3~5회 하는 것이 좋다.

3... 저항성 운동

근력 운동을 말한다. 큰 근육부터 시작해 작은 근육 운동으로 옮겨 가는게 좋다. 호흡을 주의해야 하는데 근육을 펼 때 숨을 들이켜고, 수축시킬 때 숨을 내쉰다. 처음엔 힘이 들겠지만, 운동하는 동안 근육을 의식하면서 하는 게 효과적이다. 일주일에 두세 번 정도 하면 되는데, 한 번에 세 종류의 동작을 하고 횟수는 차츰 늘려나간다.

4... **구기 종목**

농구, 라켓볼, 축구, 테니스 등을 말한다. 일주일에 2~3회 정도가 좋으며 20분 이상 하면 된다. 이러한 운동은 여러 사람과 함께 즐거운 마음으로 할 수 있어서 좋다.

5... **운동별 소모 칼로리**(30분 기준)

(단위 ㎉)

종 목	여 자			종 목	남 자		
	56kg	68kg	80kg		77kg	83kg	95kg
산 책 (3.4km/h)	90	108	126	산 책 (3.4km/h)	123	132	150
빠르게 걷기 (6.2km/h)	162	198	234	빠르게 걷기 (6.2km/h)	225	243	276
조 깅 (8.4km/h)	228	276	327	조 깅 (8.4km/h)	315	339	387
배 드 민 턴	162	198	234	배 드 민 턴	225	243	276
자 전 거 타 기 (8.9km/h)	108	132	153	농 구	345	369	423
에 어 로 빅	168	201	234	축 구	282	306	348

다이어트 프로그래머의
하루

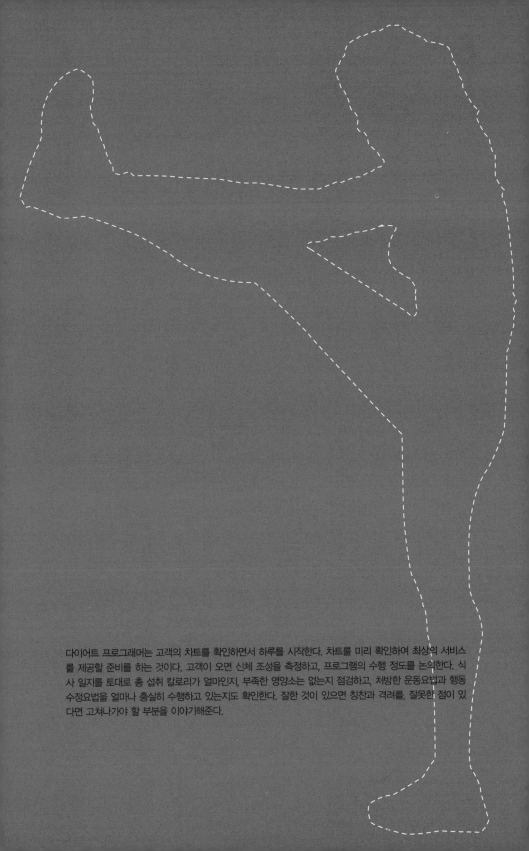

다이어트 프로그래머는 고객의 차트를 확인하면서 하루를 시작한다. 차트를 미리 확인하여 최상의 서비스를 제공할 준비를 하는 것이다. 고객이 오면 신체 조성을 측정하고, 프로그램의 수행 정도를 논의한다. 식사 일지를 토대로 총 섭취 칼로리가 얼마인지, 부족한 영양소는 없는지 점검하고, 처방한 운동요법과 행동 수정요법을 얼마나 충실히 수행하고 있는지도 확인한다. 잘한 것이 있으면 칭찬과 격려를, 잘못한 점이 있다면 고쳐나가야 할 부분을 이야기해준다.

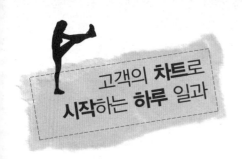
고객의 **차트**로
시작하는 **하루** 일과

이 장에서는 다이어트 프로그래머의 보편적인 하루 일과를 통해 그들의 일과 고민을 상세히 들여다본다. 다이어트 프로그래머는 고객의 차트를 확인하면서 하루를 시작한다. 차트를 미리 확인하여 최상의 서비스를 제공할 준비를 하는 것이다. 고객이 오면 신체 조성을 측정하고, 프로그램의 수행 정도를 논의한다. 고객이 작성한 식사 일지를 토대로 몇 가지 내용을 확인한다. 영양 평가 프로그램을 이용하여 균형 있는 식사를 하고 있는지, 총 섭취 칼로리가 얼마인지, 부족한 영양소는 없는지 점검한다. 또한 처방한 운동요법을 얼마나 충실히 수행하고 있는지 확인한다. 행동 수정 상담을 통해 잘못된 생활 습관에 대해 이야기 나누고 개선 방향을 논의한다. 체중 및 체지방 감소 유무를 알려준다. 잘한 것이 있다면 칭찬과 격려를 해주고, 잘못한 점이 있다면 짚어주며 고쳐나가야 할 부분에 대하여 이야기한다. 마지막으로 관리 프로그램에 수정할 부분은 없는지 확인하고 필요하다면 조정한다.

퇴근 전에는 다이어트 프로그래머들이 모두 모여 각자 관리, 상담한 고객의 잘못된 식습관과 운동 습관에 대하여 분석, 토론하며 다음날의 다이어트 프로그램을 수정, 보완한다.

단순히 관리, 상담만 하는 것으로 다이어트 프로그래머의 일과가 국한되는 것은 아니다. 정기적인 세미나, 토론, 테스트 등을 통하여 전문적이고 새로운 지식도 쌓는다.

다이어트 프로그래머의 하루를 그려보았다. 그들이 하는 일이 구체적으로 다가올 것이다.

오늘도 고객을 만난다

하늘색 시폰 블라우스에 흰색 정장 바지, 화장은 연하게 해서 밝고 부드러운 분위기를 낸다. 신발은 파란색 구두. 다소 튀어 보이지만 포인트를 주고 싶다.

오늘은 일정이 좀 빡빡하다. 두 번이나 약속을 어긴 혜미 씨가 온다니 기대된다. 자기 발로 찾아오는 것이 어디인가. 만남이 기쁘다.

책상 정리를 하고 차를 한 잔 마시면서 차트를 본다. 은주 씨가 벌써 3주차에 접어든다. 그래프 곡선은 안심인데, 순간마다 마음을 못 잡아 불안하다. 늘 조심스럽다. 왜 마음을 잡지 못할까? 자신감만 좀 가지면 훨씬 빠르게 안정 곡선에 접어들 수 있을 텐데 참 아쉽다. 오늘은 어떤 표정으로 내방할지 걱정이다. 휴~

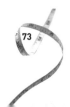

상일 군은 생각보다 묵묵히 잘 해나가고 있다. 말이 없어 처음엔 대화가 쉽지 않았는데, 의외로 프로그램 수행도는 높다. 말수가 적은 탓에 몸무게 변화, 체지방 변화, 신체 조성 변화 정도 등 객관적 데이터만 확인한 뒤, 이후 진행 관련 이야기를 주고받으니 상담도 비교적 짧은 시간 안에 끝난다. 그래도 어느 날엔 차 한잔 해야겠다. 잘 해나가고 있다는 칭찬도 해줄 겸.

까다로운 오 여사님도 오늘 오신다. 한의원에 갔을 적 생각이 난다. 한의사가 내게 말했다. "제일 어려운 환자가 누군지 아세요? 말 못하는 어린 애들하고 엄마예요." 하하, 당시 내가 꼬치꼬치 물었더랬다. 한약 조성이 무언지, 이런저런 부작용은 없는지, 꼭 먹어야 하는지 등등. 오 여사를 만나니 그 한의사 말에 공감이 간다. 어찌 그리 아는 것도 많고, 의욕도 강한지. 그러면서 의심 또한 얼마나 많은지 상담이 아니라 면접을 보는 느낌이다. 그래도 다행스러운 점은 포기하지 않고 꼬박꼬박 내방한다는 것이다. 제발 성격만큼 프로그램 진행도 깐깐하게 해주었으면 하는 아쉬움이 있다.

오후엔 인터뷰가 있다. 다이어트 프로그래머가 신생·이색 직업으로 분류되다 보니 인터뷰가 잦다. 오늘은 여성지 인터뷰다.

저녁엔 강의 준비를 해야 한다. 한 대학 식품영양학과에서 특강 제의가 들어왔다. 식품영양학과 학생들의 진로 탐색과 관련하여 마련했다고 한다. 개괄적인 내용보다는 실질적인 내용을 전달해야 한다. 옆방 팀장과도 논의를 해보아야겠다.

공감, 공감, 또 공감

앗, 은주 씨가 왔다. 얼굴이 좀 부어 보인다. 분명 어제 저녁에 뭔가 일정이 있었던 듯하다. 웃으며 바라보니, 역시나 쭈뼛쭈뼛하며 웃는다. 낌새를 바로 알아차린 듯한 표정이다. 그럼에도 불구하고 모른 척 웃으며 물었다.

"그동안 잘 지내셨나요? 잘하고 계시지요!"

"아, 예~"

후후, 뒤끝을 흐린다. 식사 일지를 보았다. 과식은 어느 정도 조절이 되는 듯한데, 문제는 간식이었다. 오후 4시 간식이 영 건너뛰기 힘든 모양이다. 하긴 그 시간에 허기지는 건 십분 이해한다. 정해진 점심시간이 12시 30분이다 보니, 퇴근 후 저녁 식사 시간까지 오래 기다려야 하기에 뭔가 요기를 할 수밖에 없다. 아니면 오히려 저녁 식사 때 폭식을 하게 된다. 문제는 무엇을 먹는가이다. 허기를 면하기 위해 저지방 우유, 두유, 요구르트 등 단백질 식품을 먹기를 권했건만 그게 그리 쉽지 않은 모양이다.

"밀가루 때문에 큰일이에요~"

빵을 포기하기 쉽지 않다는 얘기였다. 문제다. 빵은 은주 씨만의 문제가 아니다. 밥 대신 빵을 즐겨 찾는 젊은이가 참 많다. 한데 간식으로 빵을 먹게 되면, 다이어트는 물거품이 되고 만다. 시중 제품들이 수입 밀을 사용하는 것, 빵을 부드럽게 만들기 위해 유화제를 듬뿍 넣는 것, 모양을 좋게 하기 위해 유해한 첨가물을 사용하는 것은 여기서 문제 삼지 않겠다. 단순히 칼로리만 보더라도 간식으로 빵은 바람직하지 않다.

보자. 쌀밥 한 공기(210g)가 306㎉이다. 빵은 어떤가. 도넛(58g) 231㎉, 모카빵(80g) 291㎉, 카스텔라 한 조각(100g) 317㎉, 베이글(80g) 245㎉이다. 빵을 먹을 때 보통 커피나 주스 한 잔도 곁들여 마시니 이렇게 되면 간식보다는 끼니에 가깝다. 결국 이런 간식을 먹고 저녁을 먹으면 하루 네 끼니를 먹게 되는 셈이니, 이렇게 해가지고는 다이어트한다는 말은 꺼낼 수 없다.

뾰족한 수가 없었다. 다시 한 번 빵에 대해 경각심을 갖도록 설명하는데, 은주 씨가 참으로 조심스럽게 말을 꺼낸다.

"그게요~ 생리 시작하기 전에는 더 당겨요. 어떡하면 좋죠?"

맞다. 여성의 경우 정도의 차이는 있지만 누구나 생리증후군을 겪는데, 은주 씨의 경우 무언가 마구 먹고 싶다고 했다. 이럴 때 그냥 차단해서는 문제가 해결되지 않는다. 오히려 역효과가 나타날 우려가 있다. 조심스런 제안을 했다. 주말을 이용해 먹고 싶은 양의 반만 먹기로. 은주 씨는 일단 먹을 수 있다는 데 마음을 놓고 흔쾌히 동의했다. 염려되지만 그를 믿어보기로 했다. 이어 신체 조성 체크와 식사 일지 점검 등을 하고 약간의 변형을 준 뒤 약속을 다시 한 번 확인하고는 헤어졌다.

잠깐 숨을 돌리는데 오 여사님이 등장했다. 가슴이 두근두근 뛰었지만 태연히 웃으며 맞이했다.

"오늘은 참 편안해 보이시네요."라는 말로 분위기를 풀고 시작하고자 했지만, 반응이 썩 좋지 않다.

"제가 편안해 보이는 것은 저를 보는 선생님의 마음이 그렇기 때문이지요. 그건 참 고마운 일입니다. 다행스러운 일이고요."

신체 조성을 측정하고, 프로그램의 수행 정도를 논의했다. 영양 프로그램을 점검하면서는 칼슘 섭취를 주의 깊게 봤다. 갱년기 이후인 데다 까딱하면 다이어트 중에 골다공증의 위험도가 높아지기 때문이다. 식이 기록을 보니 여전히 염분이 많은 음식을 즐기고 있었다. 주범은 젓갈류 반찬이다. 한 끼니에 두세 가지 젓갈이 항상 상 위에 올랐다. 염분, 조미료, 과식 등의 문제로 그토록 젓갈류에 대한 경계를 하라고 강조해왔으나 그래도 그것만큼은 포기할 수 없는 모양이다.

운동 과제를 점검하면서는 빠르게 걷기 시간이 점차 줄어드는 것에 대해 다시 한 번 주의를 기울여달라 당부하고, 젓갈 반찬류에 대한 경계를 심각하게 제안했다. 참으로 이해할 수 없었다. 다른 면에서는 지극히 이성적으로 접근하는 오 여사가 젓갈 반찬에 대해서만큼은 아무런 판단 기준을 갖지 못한 채 끊지 못하는 것을.

내 몸 관리는 기본

점심시간이다. 아이러니다. 오 여사와 젓갈 이야기를 많이 나누어서 그런지 젓갈 정식이 먹고 싶어졌다. 헉! 이러면 안 되는데. 하지만 아무리 다른 메뉴를 생각해도 젓갈 정식의 유혹을 뿌리칠 수 없었다. 입맛이 같은 손 팀장과 차 팀장에게 인터폰을 하니, 오케이란다. 아무래도 스트레스를 많이 받은 듯하다. 1㎞를 열심히 걸어 '남도정식'에 도착했다. 현관에 신발이 가득하다. 기다리란다.

다이어트 프로그래머는 절대로 살이 찌면 안 된다. 미용사가 자기 머리 스타일을 잘 가꾸어야 하듯, 다이어트 프로그래머는 몸매 관리를 잘해야 한다. 몸 상태가 고객에게 신뢰를 주기 때문이다.

생각해보라. 다른 사람에게 다이어트를 권하고 그의 몸을 관리해주는 사람이 자신의 몸매 관리에 실패하면 누구인들 그가 제공하는 프로그램을 신뢰하고 따르겠는가.

너무 피곤해서 집에 가면 그냥 쓰러진다는 손 팀장의 하소연을 듣던 차 팀장이 하루에 상담하는 고객 수를 줄여보라고 했다. 팀장으로 승진한 지 얼마 되지 않아 일 욕심이 생겨서 그럴 수 있으니 마음을 편히 가져보라고. 자신도 팀장 승진 초기엔 그랬다고.

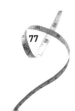

생각해보니 나 역시 그랬던 것 같다. 일반적으로 다이어트 프로그래머는 하루에 두 명에서 많게는 다섯 명까지 상담을 한다. 봄과 여름에는 다이어트 인원이 많은 덕에 좀 더 많은 인원을 상담하고 상대적으로 고객이 적은 겨울에는 이보다 적은 인원을 상담하게 된다. 그런데 하루에 한 명 정도만 더 상담을 해도 그 피곤함의 정도가 다르다. 그저 피상적으로 사람을 만나는 것이 아니라 한 명을 만날 때마다 외형적인 모습은 물론 성격, 습관까지 파악하는 일은 고도의 집중력이 필요하기 때문에 한 사람이 늘 때마다 다이어트 프로그래머가 감당해야 하는 몫에는 큰 차이가 있다.

페이스 유지가 관건

다이어트에 아주 위험한 음식인 젓갈 정식을 먹고는 다시 1㎞를 열심히 걸어오니, 휴게실에 상일 군이 와 있다. 늦었나? 시계를 봤다. 아직 시간이 남았다. 무슨 일이 있나?

"상일 씨, 일찍 왔네요?"

"아, 예. 쫌."

소파에 앉았다가 벌떡 일어나 다가오는 모습을 보니 맘이 좀 급한 듯했다. 얼른 양치질을 한 뒤 상일 군을 만났다.

"무슨 일 있어요?"

"아, 예, 저기, 여행 좀 가게 돼서요."

"역시, 내 예감은 정확하다니까~ 하하!"

여성의 경우 생리전증후군이 다이어트에 지장을 주듯, 다이어트에 영향을 미치는 몇 가지 요인이 있다. 바로 장기간의 여행, 명절, 휴가 등이다. 아무래도 쉽게 일상의 리듬이 깨지기 때문이다. 다이어트 위기라고 표현

할 수 있는데 이럴 때마다 적극적으로 대처하여 다이어트 패턴이 흔들리지 않도록 해야 한다.

상일 군의 경우, 여행 기간은 한 달 정도이고 행선지는 유럽이라고 했다. 일단 음식 문화가 달라 고민이 좀 됐다. 밥과 나물류, 채소 위주의 식단을 잘 유지해왔는데 빵을 주식으로 삼아야 하니 문제가 클 수밖에.

일단 몇 가지 약속을 하자고 했다. 빵을 먹을 수밖에 없을 테지만 통밀빵, 호밀빵 등 거친 빵 종류를 주로 선택해 먹을 것. 고기류를 먹을 때는 적어도 같은 양의 샐러드를 항상 곁들일 것. 단, 소스류는 가급적 피할 것. 음료는 갓 볶아 내린 원두커피나 즉석에서 만든 생과일주스로 할 것. 비싸서 사 먹을 수도 없겠지만 코스 요리보다는 일품요리 위주로 먹을 것. 단, 중국 음식점은 가능한 피할 것. 각 지역별로 주로 오전에 재래시장이 서니 꼭 가서 과일을 사 먹을 것.

음식 관련해서는 이 정도 하고 걷기의 중요성을 강조했다. 신혼여행도 아니고 혼자서 떠나는 여행이니만큼 당연히 기차를 타는 동안을 제외하고는 걷는 시간이 많을 것으로 짐작되지만 그래도 강조할 수밖에 없는 것은 상일 군의 느릿느릿한 속도 때문이다.

몸속 지방을 연소하려면 일명 '파워 워킹'을 해야 한다. 몸을 곧게 편 자세로 보폭은 다소 넓게, 팔은 90도 각도를 유지한 채 앞뒤로 흔들며 리듬감 있게 걸어야 하는데 상일 군은 그게 잘 안 된다. 일단 폼 잡기에 어색해하고 속도를 내지 못한다. 그러니 여행에서도 파워 워킹을 기대하긴 힘들 테고 그저 좀 빠른 속도로 걸을 것을 주문했다. 배낭을 맨 채 걸으면 맨몸으로 걸을 때보다는 몸이 감당할 몫이 커질 테니 속도만 좀 높여주면 효과가 있을 것이란 생각에서다.

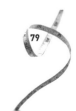

상일 군은 음식과 걷기에 대한 다짐을 하고, 여행에서 돌아오는 즉시 내 방할 것을 약속하고는 돌아갔다.

어디에나 복병은 있다

시계를 보니 혜미 씨를 만날 시간이 20분 정도 남았다. 점심을 먹자마자 상담을 해서 그런지 피곤이 밀려온다. 의자에 기댄 채 잠깐 눈을 붙였다. 그저 눈만 감고 있어도 조금은 피로가 풀린다.

잠시 후, 눈을 떠보니 약속 시간이 10분 지났다. 불안하다. 혜미 씨는 늦는 법이 없기 때문이다. 제시간에 오든가 아니면 오지 않는다. 이미 두 번이나 상담을 걸렀는데 또 오지 않는다면 포기할 수도 있었다. 혜미 씨의 경우, 다이어트는 두 번째 문제다. 우울증 때문이다. 몇 차례에 걸쳐 다이어트에 실패하면서 우울증이 심해졌다. 정신과 상담도 받으며 약을 복용 중인데 약을 먹으면 곧잘 잠이 들어 약속 시간을 놓친다. 어머니 말에 따르면 그렇게 잠이 들어 약속을 놓치고 나면 무척이나 괴로워한단다. 약속을 놓친 것, 뚱뚱한 자신의 몸에 대한 비관, 다이어트를 성공하지 못할 것이라는 불안감 등이 얽히고설키면서 깊은 늪 속으로 빠져 들어간다.

다이어트 프로그래머는 고객과 정기적인 상담을 통해 고객이 자신의 다이어트 상태를 적극적으로 파악하도록 하고 고객에게 심리적인 안정감을 주어야 한다. 이 과정에 필요한 것이 다이어트 프로그래머의 신뢰감이다. 혜미 씨 같은 고객을 만나면 다이어트 프로그래머로서 스스로를 돌아보는 계기가 된다. 1차 원인은 혜미 씨 자신에게 있다지만 그래도 고객에게 신뢰를 주어 스스로 털고 나오도록 하는 게 실력 있는 진정한 다이어트 프로그래머라는 생각 때문이다. 결국 혜미 씨는 모습을 나타내지 않았다.

잡지 인터뷰 후 마무리 미팅에 참석했다. 마무리 미팅에서는 다이어트 프로그래머들이 모두 모여 관리, 상담한 고객들의 잘못된 식습관과 운동 습관에 대하여 분석, 토론하며 다음날의 다이어트 프로그램을 수정, 보완하는데, 나의 주제는 혜미 씨였다. 어떡하면 신뢰감을 쌓아 혜미 씨의 얼굴을 볼 수 있을까?

영화를 볼까, 힘껏 뛰어볼까?

미팅을 끝내고 자리로 돌아오는데 손 팀장이 다가와 어깨를 툭 친다.

"영화 보러 갈까?"

"나 강의 준비해야 해~"

"에이, 그런 기분으로 무슨 강의 준비를 한다고~ 일단 기분부터 풀고 보자아~"

손 팀장 말도 일리 있다. 이런 기분으로는 집에 가서 뭘 하든 혜미 씨 생각만 곱씹을 게 뻔하다. 문제가 있을 때 나 스스로에게도 적당한 거리를 두고 바라보는 것이 필요하다. 문제를 계속 곱씹으면 헤어나지 못하는 경향이 있는데, 어느 정도 거리를 둔 지점에 서서 책을 읽거나 다른 일을 하면 해결의 실마리가 보이기도 하기 때문이다.

손 팀장과 선택한 영화는 〈에린 브로코비치〉. 두 번의 이혼 경력에 세 아이를 거느린 아줌마 에린 브로코비치(줄리아 로버츠)는 대기업 PG&E의 공장에서 유출되는 중금속 크롬이 마을 사람들의 건강에 치명적인 영향을 미치고 있다는 사실을 알게 된다. 그녀는 마을을 찾아가 사람들을 만나고 조사를 추진한다. 이어 변호사를 설득해 소송을 준비하고 자본의 권력에 맞서 싸워 결국 승리를 하는 내용이다.

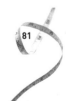

에린은 문제를 피하지 않았다. 정면으로 맞서 돌파해나갔다. 자칫 이혼에 실직에 낙담할 수도 있는 상황에서 그녀는 의지를 가지고 하나하나 풀어나갔다. 그 모습이 내 상황과 비슷하게 느껴졌다. 나는 지금 나의 문제를 어떻게 받아들이고 있는가. 혹 불평만 늘어놓고 있지는 않은가. 피해갈 방법만 찾고 있는 건 아닌가.

역시 손 팀장의 제안이 맞았다. 밤이 깊어 돌아왔지만 그냥 잠자리에 들 수 없었다. 트레이닝복으로 갈아입고 공원으로 나갔다. 늦은 시간이지만 운동하는 사람들이 몇 있다. 오랜만에 트랙에 섰다. 천천히, 그리고 점점 빨리 달려나가기 시작했다.

다이어트 절반의 성공, 밀가루 끊기

밀가루 음식을 꼽아보자. 빵, 과자, 떡볶이, 국수, 피자, 스파게티, 자장면, 짬뽕, 우동, 라면, 수제비, 칼국수, 부침개……. 우와 많다! 밀가루 음식만 끊어도 다이어트의 절반은 성공이라는데 이걸 다 먹지 않으면 뭘 먹고 살지? 처음엔 참으로 막막하다. 점심에 간단히, 혹은 저녁에 특식으로 만들어 먹을 수 있는 음식의 주재료가 밀가루니까. 하지만 밀가루 음식이 왜 다이어트에 도움이 안 되는지 알고 나면 그래도 노력을 하게 된다.

1... 당 지수가 높다

우리가 먹는 밀가루는 거의 정제된 상태이다. 통밀에 있던 미네랄, 섬유질, 각종 영양소가 모두 없어지고 그저 글루텐과 당분만 있다. 그러기에 밀가루 음식은 먹으면 바로 흡수되면서 우리 몸의 당 지수를 높인다.

당 지수(Glycemic Index ; GI)란, 특정한 음식을 섭취했을 때 혈당이 얼마나 빠른 속도로 증가하는지를 객관적으로 표시한 수치다. 혈당은 피 속에 있으면서 몸 안의 에너지원이 되지만 필요 이상으로 높아지면 몸에 부담을 주면서 인슐린을 분비하고, 지방으로 변환하게 된다. 그리고 이 지방은 주로 뱃살에 저장된다. 따라서 당 지수가 높은 음식을 자주 먹으면 당뇨에 걸릴 가능성이 크다. 같은 탄수화물이지만 현미밥을 먹었을 때와 식빵 두 조각을 먹었을 때 몸의 반응은 확연히 다름을 알아둘 필요가 있다.

2... 칼로리가 높다

빵을 보자. 밀가루에 달걀, 우유, 설탕이 들어가는 건 기본이고 종류에 따라 기름에 튀기기까지 한다. 라면은 튀긴 면이라고 해도 과언이 아니다. 과자에 설탕이 얼마나 많이 들어가는지 아는가. 한번 만들어보라. 시중 쿠키류의 단맛을 내려면 얼마만큼의 설탕을 들이부어야 하는지 알게 된다. 피자? 밀가루 도우에 햄, 치즈, 고기 등을 듬뿍 얹는다. 따져보지 않아도 엄청날 것으로 예상할 수 있지만 그래도 한번 확인해보자.

쌀밥 한 공기(210g)는 306kcal이다. 달걀 한 개 푼 라면(669g)은 525kcal, 컵라면(556g)은 464kcal, 자장면(550g)은 696kcal, 라볶이(190g)는 496kcal, 피자라지 사이즈 한 조각(175g) 411kcal, 크림스파게티(580g) 656kcal이다. 피자한 조각 이상 먹기가 두렵지 않은가.

3... 나도 모르게 식염과 기름을 섭취하게 된다

비 오는 날, 많은 사람들이 점심으로 칼국수를 먹고 싶어 한다. 쨍쨍한 날에는 냉면이나 메밀국수다. 아이들 생일 등에는 스파게티로 요리 실력을 뽐낸다. 이들 각종 면류를 삶기 전에 맛을 한번 보라. 짠맛을 느낄 수 있을 것이다. 밀가루로 만든 국수에서 왜 짠맛이 날까? 이유는 소금이 면을 차지게 하고 방부 역할을 해서 시중 업체들이 면에 이를 첨가하기 때문이다.

라면은 기름에 튀기는데, 그 기름이 그리 신선하지 않다. 게다가 튀긴 면은 시간이 지날수록 산화하여 독성을 갖는다. 라면 스프의 위해성까지는 굳이 여기서 언급하지 않겠다.

4... 각종 농약과 살충제의 위험에 노출될 수 있다

슈퍼에서 팔고 있는 밀가루와 제과점, 중국집, 피자집 등에서 쓰고 있는 밀가루는 거의 수입산이다. 주 산지는 미국이다. 미국에서 밀을 수확한 후 창고에 보관했다가 배를 이용해 우리나라로 들여온다. 농가에서 출하해 배로 이동하여 한국에 도착하는 데에만 짧아도 두세 달의 기간이 필요하다. 거기에 한국에서의 보관 기간을 더하면 밀가루가 창고에 있는 시간이 얼마나 될지 가늠하기 어렵다. 그 오랜 기간 동안 밀가루에 아무런 조치를 하지 않으면 곰팡이가 나고 썩기 마련이다. 그것을 방지하기 위해 수확 후 농약과 살충제를 뿌리는 것을 허가하고 있다. 두통, 현기증, 권태감, 위화감, 불안감, 설사, 복통, 구토, 시력 감퇴 등의 신경증상을 일으킬 수 있는 농약을!

농약과 살충제를 피하고 싶다면 가능하면 우리 밀을 먹도록 한다.

다이어트 프로그래머,
어떻게 되나

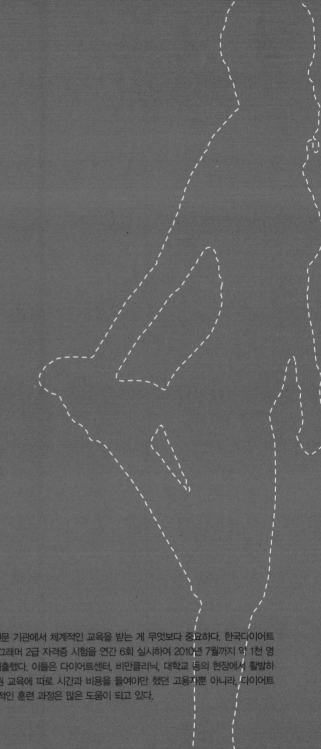

다이어트 프로그래머는 검증된 전문 기관에서 체계적인 교육을 받는 게 무엇보다 중요하다. 한국다이어트 프로그래머협회는 다이어트 프로그래머 2급 자격증 시험을 연간 6회 실시하여 2010년 7월까지 약 1천 명 정도의 다이어트 프로그래머를 배출했다. 이들은 다이어트센터, 비만클리닉, 대학교 등의 현장에서 활발하게 활동하고 있다. 그간 신입 직원 교육에 따로 시간과 비용을 들여야만 했던 고용자뿐 아니라, 다이어트 프로그래머들에게도 이러한 체계적인 훈련 과정은 많은 도움이 되고 있다.

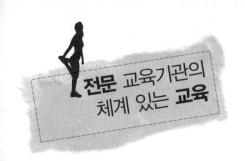

전문 교육기관의
체계 있는 교육

　현재 활동 중인 다이어트 프로그래머의 수를 정확히 파악하긴 어렵다. 비공식적으로 약 3천 명 정도로 추정하고 있을 뿐이다. 이중 한국다이어트 프로그래머협회에서 공식적으로 발행한 자격증을 소유한 사람은 2010년 7월 현재 약 1천 명 정도다. 3분의 1 정도만이 정식 교육을 수료한 다이어트 프로그래머라고 할 수 있다.

　자격증을 취득한 다이어트 프로그래머와 그렇지 않은 이들의 차이점은 무엇일까. 다이어트 관련 회사의 운영자 의견이다.

　"처음부터 모든 것을 교육시켜야 하는 부담이 없어서 좋아요. 다이어트 프로그래머로서 갖추어야 할 지식을 습득하고 있으면 실전에 훨씬 강하죠."

우리나라 1호 다이어트 프로그래머로서 10년째 다이어트센터를 운영하고 있는 이경영 박사의 말이다.

"처음 다이어트센터를 오픈할 때 피부미용사를 고용했어요. 피부미용사는 피부 관리와 바디 마사지 교육을 받았기 때문에 기계 다루는 법에 대해 교육하는 것은 어려움이 없었죠. 문제는 고객 관리와 상담이었어요. 당시 제가 박사 과정 중이라 학교에 가면 그 시간에는 고객 상담을 하기가 어려웠어요. 달리 맡길 만한 직원도 없었구요. 피부미용사를 대상으로 영양학, 운동학, 비만학, 생리학을 따로 가르치니까 시간도 너무 오래 걸리고 직원들도 어려워했어요. 그후 다이어트 프로그래머 자격증 시험이 생기고 자격증을 딴 직원들이 들어오면서 훨씬 원활하게 돌아갔죠."

또 다른 다이어트센터 원장 또한 비슷한 의견이다.

"자격증이 생기기 전에는 식품영양학과나 체육학과 졸업생이 입사를 하는 경우가 많았어요. 하지만 다이어트 프로그래머는 영양학이나 운동학 외에도 생리학과 비만학 같은 전문 지식이 필요하기 때문에 회사에서 별도 교육 기간을 가져야 해서 어려움이 많았죠. 하지만 협회가 생기고, 자격증을 소지한 다이어트 프로그래머들의 등장으로 신입사원 교육이 훨씬 쉬워졌어요."

고용자뿐 아니다. 다이어트 프로그래머들도 이러한 체계적인 교육이 상당히 큰 도움이 된다. 1년차 다이어트 프로그래머 조미연 씨. 식품영양학 석사 과정을 마친 후 병원에서 영양사로 일했다. 조리사와 갈등도 많았고 일이 맞지 않아 고민하던 중, 4년차 다이어트 프로그래머로 활약하는 선배의 모습을 방송에서 보고 진로를 바꿨다.

"한국다이어트프로그래머협회의 교육 내용이 많은 도움이 됐어요. 단순

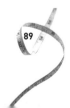

히 자격증만을 준비하는 게 아니라 공부를 하면서 내 안의 욕구를 다시금 확인할 수 있었고, 덕분에 입사한 후에도 빠르게 적응할 수 있었지요. 그런 만큼 일에 대한 애착도 크고요."

각종 잡지, 신문, 방송에서 다이어트 프로그래머를 신생·이색 직업, 전망 좋은 직업으로 앞다투어 소개하면서 다이어트 프로그래머가 되려면 어떻게 해야 하는지, 협회로 문의해 오는 전화와 메일이 하루에도 수십 통이다. 다소 특이한 사항은 중고생의 문의가 날로 증가한다는 점이다.

다이어트 프로그래머가 되려면 어떤 준비가 필요할까? 진로를 탐색해야 하는 고등학생, 취업 문제가 발등에 떨어져 있는 대학생, 제2의 전성기를 준비하는 주부 등, 세 경우에 따른 도전 과정을 살펴본다.

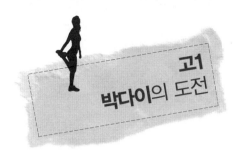

　대한민국 고등학생은 생각할 게 참 많다. 어른들은 공부만 잘하면 다 된다고 하지만, 또 그런 친구들도 있지만 꼭 그런 것만은 아니다. 배우고 싶은 것도, 즐기고 싶은 놀이도, 하고 싶은 일도 참 많다. 하지만 우리를 보는 모든 이들은 공부만 소리칠 뿐이다. 살아나가야 할 세상에 대한 이야기는 아무도 해주지 않는다. 일단 대학에 가면 그때 가서 다 할 수 있다고 한다. 하지만 아닌 것 같다. 답답하다. 궁금하다. 세상을 알고 싶다. 다양한 욕구의 소리를 내고 싶다.

　나는 그저 공부만 하면서 자랐다. 학교, 학원, 집, 교회만을 쳇바퀴 돌듯 왔다 갔다 하며 살아왔다. 부모님 말씀이 정답인 줄 알고 그냥 따르며 살았다. 그러다 민영이를 만났다. 민영이 꿈은 미용사다. 고등학교도 미용

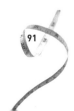

고에 가려고 했단다. 민영이 부모님은 두 분 모두 교사다. 처음엔 당황스러워했지만 이제는 꿈을 인정하신다고. 하지만 미용고는 허락하지 않았다. 대신 토요일이면 동네 아이들 머리를 깎을 수 있게 도와주고, 인터넷으로 각종 장비나 정보를 모으는 일에도 협조적이다.

민영이를 만나, 그런 꿈을 꿀 수 있다는 사실을 알았다. 그 전까지는 꿈을 꿀 생각도 하지 않고 살았던 것. 민영이의 꿈을 함께 그리던 나는 고민하기 시작했다. 그럼 나는? 나의 꿈은 뭐지? 대학에 진학하는 것 말고 내가 세상을 살아가면서 해야 할 일은 뭐지? 이제껏 한 번도 해보지 않은 고민을 시작하니 엄청난 무게로 다가왔다. 이런저런 책을 뒤지고, 신문과 잡지도 뒤적거렸다. 그동안 관심 없었던 동아리에도 기웃거리기 시작했다.

그런데 막연하게 접근해서는 고민이 해결되지 않았다. 일단 내 자신을 들여다보기로 했다. 나에게 다가와 있는 가장 큰 고민이 무엇인가? 꿈, 공부, 건강, 운동…… 몇 가지 지점이 있었다. 꿈은 어찌할 수 없는 문제이고, 공부에 대해서는 어떤 해결 방법이 있을 것 같지 않았다. 건강은 일단 살을 좀 빼야 할 것 같았다.

중학교에 진학하면서 살이 찌기 시작했다. 초등학교 때는 한시도 가만히 있지 않고 놀았다. 운동장에서 하루 종일 놀다 보니 살찔 새가 없었다. 오히려 허기질 정도로 놀았다. 한데 중학교에 진학하니 놀 새만 없는 게 아니라 놀 친구도 없었다. 쉬는 시간이고 점심시간이고 늘 책상에 앉아 책만 들여다볼 뿐이다. 엄마도 이제 노는 데만 집중할 게 아니라 공부도 좀 하라는 말을 더 자주 했다. 나 스스로도 하위권에 머물기만 하는 내가 좀 답답했다. 그 뒤 공부를 하기 시작했고, 책상에 앉아 있는 시간이 많다 보니 점점 살이 찌기 시작했다. 엄마는 공부도 체력이 있어야 한다며 간식을 빼놓지 않고 챙겼다. 그러다 보니 체중이 78㎏에 육박하게 되었다. 몸이 무거워지니 잠이 쏟아지고 머리가 개운하지 않았다. 살을 빼기 위해 테니스를 시작했다. 아침엔 엄두를 내지 못하고 보충수업이 끝난 매일 밤 9시에 학교 옆 공원 테니스장에서 했는데, 테니스가 끝나면 집에 돌아와 그냥 곯아떨어져버리곤 했다. 할 수 있는 몇 가지 운동 중 가장 쉽게 시작할 수 있어 선택했는데, 테니스가 성향과 맞지 않는지 그 또한 학원에 가서 한 타임 수강하는 느낌만 들 뿐 별다른 재미를 느낄 수 없었다. 그러다 보니 효과도 없었고, 시간만 빼앗긴다는 생각이 들었다.

생각했다. 단순히 운동만 한다고 살이 빠질까? 아닌 듯했다. 그 즈음, 잡지며 신문이며 뒤적거리다가 다이어트, 건강 관련 직업들이 눈에 들어왔다. 그중 가장 궁금한 것은 다이어트 프로그래머. 참으로 신기했다. 살을 빼는 방법을 프로그램화해서 소개한다고? 궁금했다. 신문에 나와 있는 협회에 즉시 전화를 걸었다.

"다이어트 프로그래머란 직업이 정말 있어요? 어떻게 될 수 있지요? 뚱뚱한 남자도 할 수 있나요? 어떤 준비를 하면 되나요?"

거듭 묻고 자세한 답변을 들었다. 결심했다. 엄마를 설득했다. 그리고 다이어트 프로그래머를 만났다. 진단을 받고 설명을 들으며 참 체계적이라는 생각이 들었다. 일단 이야기를 많이 들어주는 누나가 좋았다. 사람을 만나 이야기하는 걸 좋아하는 나에게 참으로 적합한 직업인 듯했다. 엄마는 다소 불만스런 표정이다.

처음엔 대학에 진학하지 않고 곧바로 다이어트 프로그래머가 되고자 했다. 하지만 부모님의 반대가 극심했다. 하는 수 없었다. 일단 식품영양학과나 체육 관련 학과를 소개받았지만, 혹 다른 학과는 없는지 더 알아보기

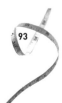

로 했다. 그런데 혼자서는 막막했다. 어디서 도움을 얻을까 생각하다가 한 학원 입시정보실에 물었다. 대어를 낚았다. 다이어트 관련 학과가 예상보다 많다. 경민대학 다이어트정보과, 대구보건대학 건강다이어트과, 충청대학 다이어트건강관리과. 조금 더 폭을 넓히면 아주 많다. 다이어트라는 단어가 뚝 부러지게 있지 않을 뿐, 내용상 큰 차이가 없다. 가까운 곳에 진학하여 전문성을 키운 뒤 다이어트 프로그래머 교육을 별도로 받으면 더 나을지도 모르겠다는 생각을 하였다.

어느 정도 진로가 잡히자, 맘이 편하다. 나를 위하는 것으로 다른 사람을 위할 수 있음이 무엇보다 맘에 든다. 무엇이 하고 싶은지조차 모르겠다고 호소하는 친구들을 보면 안타깝다. 꿈을 정한 내가 만족스러웠다.

국가청소년진로위원회 위원으로도 활동하고 있는 이경영 박사는 이렇게 조언한다.

"최근에 중고등학생들에게 메일이 자주 오는데, 다이어트 프로그래머가 되려면 어떤 학과를 선택해야 하는지에 대한 문의가 많아요. 저는 아무래도 인체를 다루는 직업이다 보니 식품영양학과나 스포츠 관련 학과를 가는 것이 도움이 될 거라고 합니다. 하지만 가장 중요한 것은 적성이라는 것을 강조하지요."

물론 대학에 진학하지 않고 일정한 과정을 이수하면 인증서를 받고 다이어트 프로그래머로 활약할 수 있다. 하지만 무엇보다 상담을 하는 직업인 만큼 상담자의 고민과 이야기가 고객에게 많은 영향을 미친다. 그러므로 대학에서 전공 공부를 깊이 있게 하고, 다이어트 프로그래머에 필요한 여러 자질을 갖추는 게 고객이나 상담자 자신에게 도움이 될 것이다.

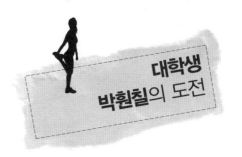

　대학교 3학년 박훤칠. 이름만큼 인물이 훤하다. 모델 활동도 해본 경험이 있을 정도다. 그동안은 가볍게 대학 생활을 했다. 한데 군대를 다녀온 후 3학년이 되니 취업 걱정이 떠나질 않는다. 다른 친구들은 부모 재력을 믿고 휴학을 하네, 연수를 가네 하는데 나 박훤칠은 얼른 졸업해서 직장을 잡아야 한다. 졸업과 동시에 여동생이 대학에 진학하기 때문이다.

　선배들을 찾아다녔다. 그들의 직업을 탐색하고 조언을 듣기 위해서다. 언젠가 방송에서 본 적이 있는 경선이 누나를 찾았다. 군대 가기 전, 만날 밥 사달라고 조르며 쫓아다니던 기억이 있어 부담감 없이 찾을 수 있었다. 만나면 또 밥 사달라고 해야지!

　경선이 누나는 다이어트 프로그래머 4년차다. 신종 직업이라서 그런지

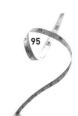

근무 연수에 비해 유명하다. 방송, 잡지, 신문에 종종 등장한다. 오랜만에 만났지만 밥을 자주 먹었던 기억이 있어서 낯설지 않다. 역시 밥으로 나눈 정이 최고야~

고민을 말하니, 자신이 하고 있는 일을 권한다. 호감 있게 생겼고, 성격도 활달하니 해봄 직하지 않겠냐고 한다. 이틀 정도 더 만나며 하는 일에 대한 구체적인 이야기를 들었다. 또 협회와 교육 기관 탐색도 마쳤다. 경험하면 할수록 입맛이 당겼다. 해봄 직한 일인 듯했다. 가장 좋은 점은 대학 생활을 하면서 동시에 자격 시험을 준비할 수 있다는 점이다.

게다가 운이 좋았다. 한국 사회는 인맥이 확실히 잘 통하는 곳인지라 누나의 소개로 다이어트센터에서 아르바이트를 하게 되었다. 다이어트센터에서의 아르바이트는 용돈을 벌 수 있을 뿐 아니라 실전의 경험도 쌓을 수 있고, 무엇을 얼마나 공부해야 할지 느낄 수 있어서 좋았다.

이렇게 해서 대학 3학년 때 1년 동안 준비해서 자격증을 취득하고 친구들보다 1년 빨리 사회생활을 경험했다. 다이어트 프로그래머로서 활동을 시작한 것이다. 주로 맡은 일은 대기업에서 의뢰한 프로그램의 진행이었다. 이전까지는 여성이 대부분이어서 남성들만의 고민을 충분히 나누지 못하는 경우가 있었는데 그 부분이 자연스럽게 해결되었다.

대학생이라면 주문할 만한 요건이 더 있다. 전공 공부를 열심히 하는 것은 물론, 외국어 구사 능력을 겸비하라는 것이다. 최근 다이어트 업계에 외국 자본들이 유입되고 있다. 또한 중국, 미국 등에서 한식을 통한 몸 관리가 효과 있음을 알고 다이어트나 몸 살리기에 관심 있는 사람들이 한국으로 들어오는 일도 적잖이 일어나고 있다. 이에 따라 다이어트 프로그래머에게 관련 전문 지식 이외에도 외국어 구사 능력이 필요하게 되었다. 따라서 영어, 일본어, 중국어 등 외국어 공부에도 노력을 기울이는 것이 좋다.

이와는 별개로 한국 다이어트 프로그램의 우수성을 세계에 알리는 일에도 다이어트 프로그래머들이 앞장서야 한다. 다이어트 프로그래머 김성경 실장의 인터뷰다.

"물론 다이어트 프로그래머들의 현재 고객은 한국인이 대부분입니다. 하지만 최근에는 방송을 보고 외국인들이 프로그램을 할 수 있는지 문의하는 경우가 많고, 얼마 전에는 태국계 미국인이 우리 센터에서 관리를 받기도 했지요. 또 한류 열풍 덕분인지 중국인들이 우리나라 다이어트 프로그램에 관심이 많고요. 최근에는 우리나라에서 발행한 다이어트 책이 중국에서 반응이 아주 좋다고 들었어요. 이처럼 한국 다이어트 프로그램의 우수성이 검증되었으니 중국어나 영어를 잘하면 머지않아 더 좋은 기회가 생길 것 같아요."

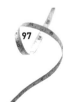

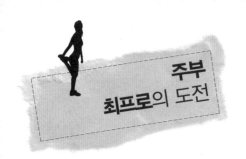

주부
최프로의 도전

　재기발랄하게 10대를 보내고, 우아하고 세련되게 20대를 보냈다. 인생이 4월의 벚꽃처럼 마냥 향기롭고 낭만적일 줄 알았건만, 스물아홉에 결혼을 하면서 상상 이상의 현실을 마주해야 했다.

　말로만 듣던 허니문 베이비가 내 이야기가 되고, 갓 서른에 접어든 아낙 최프로 옆에는 젖 달라, 기저귀 갈아달라, 놀아달라, 덥다 춥다는 의사를 오로지 울음으로만 표현하는 아이만 있을 뿐이다. 사랑의 밀어를 속삭이던 그이도 온데간데없고 아침저녁으로 밥 달라는 남편만 있을 뿐이다. 20대에는 포개 자고, 30대에는 끌어안고 자고, 40대에는 손잡고 잔다던 우스개 이야기마저 부러운 처지가 된 건 그래, 웃어넘길 수 있다. 하지만 회사에서 이벤트 여왕이라 불리던 재원이 직장을 포기해야 하는 상황에 직면

해서는 눈물을 참을 수 없었다. 육아를 오로지 엄마에게 떠맡기는 사회와 제도의 불합리함을 탓하기 전에 양가 부모님이 시골에 사시는 게 더욱 원망스러울 따름이었다.

그렇게 10년을 고스란히 육아와 가사에 바쳐왔다. 이제 슬슬 나래를 펼 때가 왔다는 느낌을 강하게 받았다. 일단 운동을 시작했다. 늘어진 뱃살, 팔뚝 살을 버려야 했다. 운동을 하고 나면 몸이 가뿐해졌다. 아니 마음이 더 가뿐해졌다. 청춘이 되살아나는 듯했다. 이제 뭘 해도 할 수 있을 것 같았다. 탐색을 하던 중 눈에 쏙 들어오는 문구가 있었다. 다이어트 프로그래머!

'뭐지? 다이어트는 살을 빼는 거고, 프로그래머는 컴퓨터 관련 직종인데. 아, 요즘은 다이어트 관리를 과학적으로 해주나 보다. 흠, 그거 괜찮겠는걸?'

전화를 걸었다.

"저, 다이어트 프로그……."

"아, 예. 다이어트 프로그래머를 하시고 싶다고요?"

"예? 아, 네. 근데 저 컴퓨터를 얼마나……. 제가 직장에 다닌 지 좀 돼서 컴퓨터를 잘하지……."

"예에~ 괜찮습니다. 사람 만나서 이야기하는 게 주고요, 컴퓨터는 조금만 배우시면 돼요. 걱정 마세요."

"하아, 그래요? 그러면 어떻게……."

다이어트프로그래머협회의 여차저차한 설명을 들은 후 당장 채비를 하고 집을 나섰다. 전화나 인터넷을 통해서는 판단하기 어려웠다. 뭐든 눈으로 보아야 시원했다.

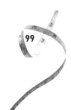

한껏 멋을 부리고 집을 나서서 도착한 곳은 한국다이어트프로그래머협회. 다이어트 프로그래머에 대한 상세한 소개와 자격증을 취득할 수 있는 방법을 소개받았다. 나와 같은 처지에 있던 많은 사람들이 현재 다이어트 프로그래머로 활약하고 있다는 이야기를 들으니 기운이 불쑥 솟는다.

쇠뿔도 단김에 빼라 했다고, 협회에서 나오자마자 바로 지정 전문 교육 기관을 찾았다. 강의를 온라인으로 들을 수 있다는 말에 불안감 반, 안도 감 반. 과연 컴퓨터 앞에 혼자 앉아 강의를 잘 들을 수 있을까, 시간을 꼬박 지켜낼 수 있을까, 잘 모르는 부분은 답답해서 어떡하나 등의 불안감과 함께 아직은 오랜 시간 집을 나와 있기 불안했는데 집에서 원하는 시간에 강의를 들을 수 있으니 한편으로는 편안한 마음이 들었다.

하지만 막상 온라인 강의를 들어보니 아들에게 늘 이야기하던 '자기주도 학습법'이 가장 필요한 능력인 듯했다. 언제나 듣고 볼 수 있는 강의가 온라인 강의인지라 편리할 것 같았는데 시간을 정해놓고 꾸준히 하기가 쉽지 않았다. 오전은 문화센터 다녀오면서 점심 먹느라 시간 다 보내고, 오후엔 책 좀 보다 보면 아이들 올 시간이 되어버린다. 저녁 먹고 나서 정리하고는 드라마 한 편 보고 해야지 하다가 그냥 자버리기 일쑤다. 어쩐다. 결단을 해야 한다. 무얼 포기할까, 곰곰 생각하다가 과감하게 문화센터 시간을 줄였다. 혼자서 온전히 사용할 수 있는 시간은 오로지 오전! 매주 화·목요일 오전엔 어떤 일이 있어도 온라인 강의를 듣겠다고 마음을 다잡았다. 강의 수강 기회를 한 번으로 제한한 것도 아니라서 이해 안 가는 부분은 보고 또 보고 할 수 있었다.

드디어 시험 보는 날! 얼마나 기다려왔던가. 결전의 날이다. 미역 있는 곳은 쳐다보지도 않고 아이들에게도 달걀 프라이를 해주지 않았다. 아, 떨린다. 그래, 침착하자. 차근차근 한 문제씩 풀면 된다. 얼마만의 시험인가. 겁먹을 것 없다. 시험 보러 가는 아이들에게 늘 했던 말을 들었다.

"엄마, 마음 편히 먹고 잘 찍어요~~ 하하."

아뿔싸! 두 과목이 과락이다. 영양학, 생리학. 휴, 하지만 걱정할 것 없다. 한술에 배부른가. 그나마 다행이다. 부분합격제도가 있으니 말이다. 오늘부터는 영양학과 생리학만 파고든다!

시험에 떨어지고 나니 불안감이 다시 생긴다. 과연 내가 할 수 있을까? 하지만 아이들에게 늘 용기를 줘야 하는 엄마다. 자신과의 싸움에서 이겨야 한다. 7시에 일어나 남편과 아이들을 챙겨준 뒤, 청소와 빨래를 끝내니 9시다. 오늘도 어김없이 컴퓨터 앞에 앉는다.

다이어트 프로그래머는 기능인이 아니다. 주 업무가 상담이다. 삶의 경험이 상담에 있어 큰 장점이 될 수 있다. 누차 얘기했듯이 다이어트 프로그래머는 단순히 살만 빼는 것이 목적이 아니라 어떻게 하면 몸에 무리 없이 살을 빼고 날씬해진 체형을 유지해나가느냐, 우울하고 소극적인 삶에서 적극적이고 자신 있는 삶을 살아가게 하는 데 얼마나 도움을 줄 수 있느냐 하는 것이 관건이다. 그러므로 삶의 굴곡을 경험한 사람이 유리한 점도 분명 있다. 늦었다고 생각하지 말고 도전해보자.

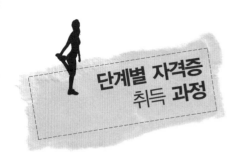

단계별 자격증 취득 과정

응시 여부 결정

다이어트 프로그래머로서 체계 있는 교육을 받고 싶고, 이후 자격증을 소지한 채 활동하고자 한다면 한국다이어트프로그래머협회에서 주관하는 다이어트 프로그래머 자격시험에 응시하여야 한다.

한국다이어트프로그래머협회

● **전화** 02-3443-0140 ● **홈페이지** www.dp.or.kr ● **이메일** master@dp.or.kr

단, 주의할 점이 있다. 한국다이어트프로그래머협회는 본회에서 취득한 자격증만을 인증하며, 유사 협회에서 자격증을 취득한 경우 구직 추천 등 어떤 후원도 하지 않는다.

한국다이어트프로그래머협회에서 인정하는 전문 교육기관은 다음과 같다. 신입생은 수시 모집하고 있으며 기수별로 나누어진다.

이경영 아카데미
● **전화** 02-511-8237 ● **홈페이지** www.lky.co.kr ● **이메일** master@benbody.co.kr

이경영 아카데미 홈페이지에서 모든 교과목의 강의를 수강할 수 있다. 강의는 온라인으로 이루어진다.

강의 수강

자격시험의 응시 과목은 다이어트 프로그래머를 위한 영양학, 비만학, 운동학, 생리학의 네 가지로 구성되어 있다.

비만학은 비만의 진단, 원인 분석, 관련 질병, 예방법 등의 내용을 포함하며, 생리학은 인체의 기능과 활동 원리를 과학적으로 분석한다. 또한 영양학은 영양소를 기본으로 하여 음식물의 소화, 흡수, 배설되는 과정을 다루며, 마지막으로 운동학은 인체생리학을 바탕으로 운동을 잘하는 방법과 운동과 우리 몸의 연관관계를 연구한다.

교육시간 이수

각 과목별로 10시간씩 40시간 이상 교육을 받아야 자격시험에 응시할 수 있다.

대학에서 관련 교과목을 3학점 이상 이수하고, B⁻ 이상의 학점을 취득하였을 경우 다이어트 프로그래머 수강 신청 시 해당 과목을 할인받을 수 있다. 과목의 이수 여부와 할인 가능 여부는 한국다이어트프로그래머협회 또는 이경영 아카데미에 대학 성적증명서를 보내면 각 교과목의 강사가 판단 후 적용한다.

실습

실습은 다이어트 프로그래머가 실제로 현장에서 어떠한 일을 하는지, 이론으로 배웠던 영양학, 생리학, 운동학, 비만학이 다이어트 프로그램에 어떻게 응용되고 있는지 알아보는 시간이다. 역시 온라인으로 진행한다.

• 비만 심리 요법을 통해 고객을 이해하는 마음과 방법, 다이어트 방법 및 처방법, 식이상담 방법 및 처방법, 식이상담 프로그램 운영 방법 및 분석법, 운동 요법의 방법 및 처방법, 신체 구성성분 분석 및 측정법 등을 배우며, 이러한 내용을 바탕으로 현실에 적용하는 능력과 분석 능력을 키우게 된다.

- 상담 기술과 고객 관리에 관해 실습과 이론을 통하여 배운 전문적인 지식을 총 정리하는 과정으로 다이어트 프로그래머를 꿈꾸는 이들이 현실적으로 부딪치는 많은 문제들을 해결할 수 있도록 도와준다.

2급 자격시험 응시

온라인 실습까지 마치면 2급(초급) 자격시험을 볼 수 있다. 자격시험은 1년에 6회 치른다. 과목당 일정 점수를 획득해야 한다.

- 연 6회, 1·3·5·7·9·11월에 실시한다.
- 시험 과목은 다이어트 프로그래머를 위한 영양학, 비만학, 운동학, 생리학으로 총 네 개 과목이다.
- 필기시험이며, 각 과목별로 객관식 25문제, 서술형 주관식 한 문제로 이루어져 있다.
- 각 과목당 100점 만점이며, 65점 이상의 점수를 획득해야 합격이다.
- 시험은 협회에서 지정한 고사장에서 엄격한 감독하에 실시된다.
- 아카데미 수강 시 각 과목별로 두 번의 자체 시험을 본다. 협회에서 주관하는 자격시험 전에 이루어지며 문제의 유형이 비슷하므로 모의고사로 생각하고 준비하면 자격증 시험에 대한 자신감을 키울 수 있다.

축하, 축하~~ 합격!

합격하면 인증서를 받고 정식 다이어트 프로그래머로서 활동할 수 있다.

2급 자격시험 탈락

아뿔싸~ 시험을 망쳤다! 네 개 과목 중 한두 과목에서 과락을 해도 그리 걱정할 것 없다. 과락한 그 과목만 집중 공부한 뒤 다시 시험을 치를 수 있는 부분합격제도 덕분이다.

• 네 과목 중 두 과목은 65점 이상이고, 두 과목은 그 미만이라면, 다음 기회에 65점을 받지 못한 과목만 시험 보면 된다.
• 시험 면제 과목의 유효 기간은 1년이므로 1년 이내에 네 과목 모두 통과해야 자격증을 얻을 수 있다.

1급 자격증 도전

다이어트 프로그래머 1급 자격증을 향하여!

2급 자격증을 취득한 다이어트 프로그래머에게는 1급 과정을 수강할 수 있는 자격이 주어진다. 이론 중심의 2급에 비해 1급 과정은 현장 중심의 실무 과정으로 식이요법과 운동요법을 포함해 고객 상담을 위한 전반적인 내용을 집중적으로 학습한다. 온라인 과정인 2급과 달리 오프라인으로 주 1회 세 시간씩 총 4회에 걸쳐 진행된다. 3주 이상 출석을 해야 시험을 볼 수 있으며 두 번의 과제가 있다.

시험 내용은 비만 고객의 신체 조성과 고도 비만에서 하체 비만까지 여러 비만 유형에 대한 식이요법과 운동요법을 컴퓨터 프로그램을 이용해서 분석하는 것인데, 객관식 시험인 2급과 달리 서술형으로 진행되며 60점 이상의 점수를 획득해야 합격이다.

지도자 자격증 도전

다이어트 프로그래머 2급 자격증과 1급 자격증을 취득하였다면 향후 경력을 쌓은 후에 지도자 자격증에 도전할 수 있다.

다이어트 프로그래머를 양성, 지도할 수 있는 자격증이다. 1급 자격증 취득 후 10년 이상의 경력과 관련 분야 박사 학위 소지자가 응시할 수 있다. 다이어트 프로그래머를 위한 영양학, 비만학, 운동학, 생리학 네 개 과목의 고급 과정 이론 시험에 실습을 더한다.

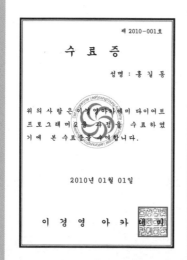
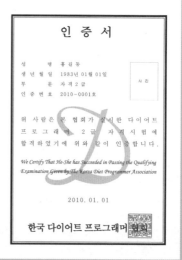

(왼 쪽) 수료증. 이경영 아카데미에서 네 과목을 이수하면 위와 같은 수료증을 받을 수 있다.
(오른쪽) 다이어트 프로그래머 자격 2급 인증서.

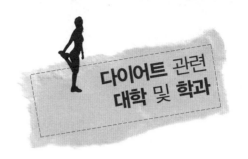

경민대학 다이어트정보과

21세기 정보산업화시대를 맞아 따른 본격적인 식생활 정보 관리의 필요성을 인식하여 올바른 식생활 및 영양 정보를 과학적으로 관리하고 개개인에 알맞은 식생활 프로그램의 실시 및 상담을 담당할 수 있는 인재 양성을 위해 최상의 교육 커리큘럼을 제공한다.

교육 방침

비만 관리에 필요한 다양한 이론 및 실습 수업을 통해 효과적이고 과학적인 비만 및 영양 관리를 수행할 수 있는 실력과 능력을 갖추도록 하고, 철저한 실습 위주의 교육 과정을 통하여 현장에서 실제 활용할 수 있는 중

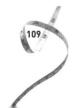

견 전문가를 양성한다.

학과 특성

국내 유수의 비만 관련 업체와 긴밀한 협조 체제를 이루어 졸업생 심화 교육 및 산업체 연수 프로그램을 운영, 비만 관리 및 영양 정보 서비스를 제공하고, 비만 관련 업체의 창업 컨설팅 등을 지원한다.

졸업 후 진로

병원 및 의원의 비만클리닉, 한방비만클리닉, 다이어트센터 비만영양사, 비만코디네이터, 피부·비만관리센터, 단체급식소 영양사(병원, 기업체, 학교), 위탁급식업체, 외식업체 영양사, 보건소, 식품·제약회사 등의 건강·다이어트 사업부, 건강보조식품회사, 보건환경직(식품 및 위생 관련) 공무원, 식품위생감시원, 소규모 창업(비만 관리 전문 업체).

취득 가능 자격

영양사, 위생사, 조리사, 비만상담영양사, 비만코디네이터, 비만관리사, 피부미용관리사, 운동처방사, 생활체육지도자, 스포츠마사지사, 요가지도자, 임상운동기사, 발마사지 및 스포츠마사지 자격증, 급식 교사, 중등학교 실기교사 자격증 등.

대구보건대학 건강다이어트과

양방·한방병원에서 의학적 치료가 필요한 비만인들을 대상으로 영양 처방, 운동 처방, 심리적 요인과 스트레스를 관리하고 치료하는 카운슬링 기법, 지방을 실제적으로 뺄 수 있는 치료적 테크닉, 비만인이 운동 중 입을 수 있는 스포츠 손상에 대한 재활 기법 등 다섯 가지 요소를 과학적으로 습득할 수 있도록 현장 일치형 실습교육을 실시하며, 탁월한 경쟁력과 고감도 서비스 정신을 갖춘 다이어트 전문가를 양성하는 학과이다.

전공 과목

비만과 체중조절, 스트레스와 정신건강, 식생활과 건강, 서비스인성교육론, 사상체질과 다이어트, 기초영양학, 식이처방 및 실습, 식품재료의 이해, 운동해부생리학, 운동검사 및 처방실습, 재활트레이닝실습, 체중관리실습, 산후비만예방, 아쿠아테라피, 요가와 명상, 다이어트댄스, 기체조, 태극권, 다이어트 홍보와 광고, 치료적 마사지 등.

졸업 후 진로

종합병원 및 개인병원, 비만전문관리센터, 건강관리센터, 비만전문병원, 한방비만전문병원, 기업체의 건강관리팀, 단식원, 제약회사 등.

취득 가능 자격

비만코디네이터, 다이어트 프로그래머, 다이어트카운셀러, 다이어트컨설턴트, 비만 전문 헬스플래너, 바디디자이너 등.

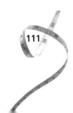

충청대학 다이어트건강관리과

개인의 정서적, 사회적, 육체적 건강을 생애 주기 동안 바르게 유지·관리할 수 있는 전문인 양성을 기본 목표로 한다. 올바른 건강관리 방법을 알고 전반적인 건강관리 체계를 세워 관리할 수 있는 전문인 양성을 하위 목표로 한다.

학과 특성

비만관리사와 운동처방사의 역할을 동시 수행할 수 있는 건강관리 실무자를 양성하기 위해 현장 맞춤형 전문 인력을 양산하는 교육을 실시하며 전공 실습 중심의 교과목을 운용한다.

취득 가능 자격

영양사, 운동처방사, 비만관리사, 조리사, 위생사, 퍼스널트레이너 등.

졸업 후 진로

건강관리사, 비만관리사, 운동처방사, 보건소·약국·비만관리실·건강보조식품 업체 등의 건강 상담 업무 등.

그 밖의 관련 학과

지 역	대 학 명	학 과 명
강원도	송호대학	뷰티케어과
	세경대학	뷰티아트과
경기도	국제대학	피부미용전공
	경민대학	다이어트정보과
	수원여자대학(인제캠퍼스)	미용예술과
	여주대학	스포츠건강관리과
	오산대학	피부미용과
광주광역시	송원대학	재활과
대구광역시	경북외국어대학교	헬스케어복지학부
	대구공업대학	피부미용전공
	대구과학대학	보건교육사과
	대구보건대학	건강다이어트과
대전광역시	혜천대학	스포츠건강관리과
부산광역시	동의과학대학	피부미용전공
전라북도	전주기전대학	카이로스포츠과
충청남도	남서울대학교	운동건강학과
	신성대학	피부미용전공
	백석대학교	스포츠건강관리전공
충청북도	대원대학	운동건강관리과
	충청대학	다이어트건강관리과
	주성대학	뷰티스타일리스트과

다이어트를 하는 사람들이 가장 두려워하는 것이 있다. 요요현상(Yo-Yo Phenomenon)이다. 요요현상은 잘못된 다이어트 방법으로 인해 생기는 부작용 중의 하나인데, 음식물 섭취를 극도로 자제해 살을 뺐을 때 오히려 살이 더 찌는 현상으로 전문가들은 그래서 다이어트 패러독스(Diet Paradox)라고도 말한다.

다이어트 제품, 방법, 인구가 늘어남에도 불구하고 요요현상은 언제나 다이어트하는 사람들을 위협한다. 다이어트의 최대의 적, 요요현상을 겪지 않을 수 없을까?

1... 안 먹기보다 적게 먹고 많이 활동하기를 택하라

다이어트 하면 일단 안 먹고 살 빼기를 떠올린다. 하지만 한계가 있다. 먹지 않는 일은 일시적으로는 견딜 수 있지만 시간이 흐를수록 느슨해지면서 평소 식습관으로 돌아가게 된다. 그러므로 저열량 다이어트만으로는 다이어트에 성공할 수 없다. 안 먹고 빼기보다는 많이 활동하며 빼는 게 바람직하다. 가능하면 식습관을 바르게 유지하면서 운동을 겸하고 생활습관을 고쳐나가는 노력 또한 병행해야 한다. 그리고 이러한 습관을 적어도 6개월 이상 지속해야 효과가 있다.

6개월 만에 34kg을 감량한 이경영 박사. 그는 자신의 튼 살 자국을 보며 과거의 모습을 상기한다. 허벅지와 종아리에 선명하게 남아 있는 그 자국을 보며 과거 자신이 얼마나 잘못된 습관을 갖고 살았는지 반성하는 한편, 야식과 폭식을 하거나 움직이지 않으면 언제든 과거의 모습으로 돌아갈 수 있음을 알려주는 경고로 받아들이기에 현재도 자신의 생활 습관을 유지하는 데 노력을 기울인다.

2... 좋은 습관을 유지하라

다이어트 성공 후 현재까지 요요현상이 전혀 없는 이경영 박사를 보며, 주위 사람들은 묻는다. 어떻게 몸매를 유지하느냐고. 특별한 비결이 있는 게 아니다. 대한민국 다이어트 프로그래머 1호인 그도 감량 후 갑자기 한 달 사이에 3kg이나 몸무게가 늘어난 적이 있었다. 대학원에 진학해 논문을 쓸 당시였다. 하루 종일 컴퓨터 앞에 앉아 있으니 팔뚝 살이 늘어지고, 뱃살이 잡히고, 허벅지가 굵어졌다. 5년이면 몸이 스스로 조절할 수 있는 시간임에도 불구하고 몸은 과거를 기억하고 있는 듯했다. 하지만 되돌아갈 수는 없는 일. 컴퓨터 앞에 앉아 김밥 등으로 끼니를 해결하던 버릇을 그만두고, 세끼 식사를 반드시 식당에 가서 먹었다. 단, 가장 많이 걸을 수 있는 곳을 정했다. 쉰다고 텔레비전 앞에 누워 있던 시간에 동네를 걸었고, 잠도 규칙적으로 잤다. 출출할 때는 과자나 빵 대신 양배추를 먹었고, 시간이 날 때마다 스트레칭을 했다. 그러자 몸이 다시 가뿐해지기 시작했다.

그는 말한다. 만약 자신이 다이어트 후 스트레스를 제대로 극복하지 못했거나 이전의 나쁜 습관을 버리지 못했다면 지금의 이경영은 없었을 것이라고.

결국 요요현상을 극복하는 가장 좋은 방법은 다이어트하던 때의 좋은 습관들을 완전히 내 것으로 만드는 것이다. 습관이 몸에 배도록 오랜 기간 동안 끊임없이 노력하는 자세가 필요하다.

3... 지방 흡입술 등도 다이어트의 시작일 뿐

수경 씨는 20대부터 다이어트와 요요현상을 반복해오면서 고도 비만이 되었다. 다이어트란 다이어트는 거의 해봤기 때문에 다이어트해서 몸매를 가꾼다는 이야기를 들으면 코웃음만 친다. 해서 수경 씨가 선택한 방법은 지방흡입. 수술 위험성과 부작용 등으로 겁이 나긴 했지만 선택할 방법이 그것밖에 없었다. 지방흡입술을 받은 후, 수경 씨는 이제 다이어트와는 영원히 끝이라고 생각했다. 하지만 웬걸, 1년도 안 되어서 체중이 다시 늘었다.

지방흡입술은 몸에 있는 지방 덩어리를 떼어내어 일시적으로 날씬한 몸매를 만들어줄 뿐이다. 식이요법이나 운동요법, 행동수정요법 등으로 자신을 바꿔나가지 않으면 이전의 몸으로 돌아가는 것은 당연지사!

지방 세포는 우리 몸의 다른 세포와 달리 부피가 20배 이상 증가할 수 있다. 때문에 몸의 일부 지방을 제거한다고 해서 남아 있는 지방 세포의 합성을 막을 수는 없다. 결국 꾸준한 습관 교정이 관건인 셈.

4... 다이어트는 평생의 과제

생활 습관을 꾸준하게 바꿔나가지 않으면 어떤 놀라운 다이어트 프로그램도 유효 기간을 갖게 된다. 고열량 음식과 부족한 활동량이 현대인들의 라이프 스타일을 대표하기 때문에 어쩌면 다이어트는 평생의 과제라고 할 수 있다. 다이어트를 평생 동안 어떻게 하느냐고 생각하겠지만 무조건 굶거나 하루 종일 헬스클럽에서 사는 것이 아니라 건강한 식이요법과 운동요법을 유지하는 것이기 때문에 생각보다 어려운 것은 아니다. 그리고 나이가 들면서 근육이 손실되고 지방이 증가하기 때문에 노화의 과정 중에 오는 비만과 관련된 만성 퇴행성 질환의 위험에서 벗어나기 위해서는 평생 관리를 비껴갈 수는 없는 일이다.

다이어트 프로그래머, 무엇을 공부하나

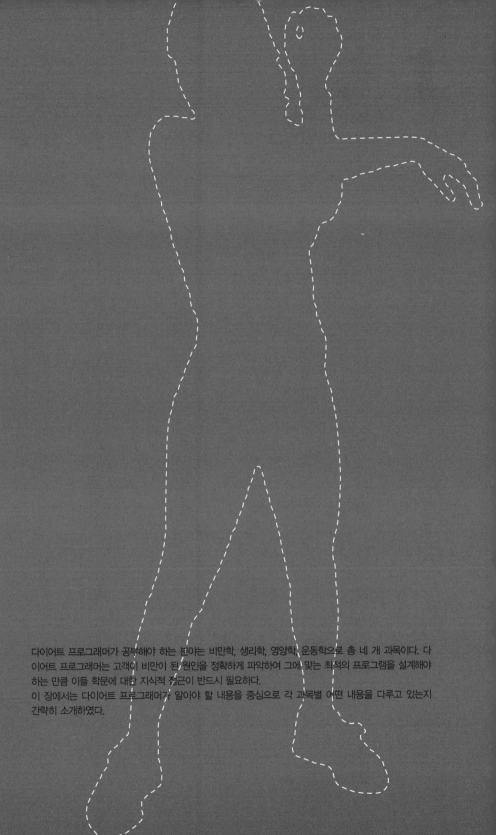

다이어트 프로그래머가 공부해야 하는 분야는 비만학, 생리학, 영양학, 운동학으로 총 네 개 과목이다. 다
이어트 프로그래머는 고객이 비만이 된 원인을 정확하게 파악하여 그에 맞는 최적의 프로그램을 설계해야
하는 만큼 이들 학문에 대한 지식적 접근이 반드시 필요하다.
이 장에서는 다이어트 프로그래머가 알아야 할 내용을 중심으로 각 과목별 어떤 내용을 다루고 있는지
간략히 소개하였다.

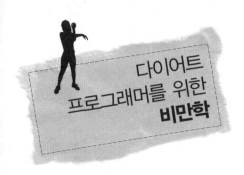

다이어트
프로그래머를 위한
비만학

20여 년 전만 하더라도 비만은 우리 사회의 화두가 아니었다. 비만이라고 하는 말 자체가 낯설기까지 했다. 사망률 또한 전염성 질병으로 인한 비율이 높았다. 하지만 불과 20여 년 만에 비만으로 말미암아 성인병과 같은 만성 퇴행성 질환으로 인한 사망률이 굉장히 높아졌다. 암과 같은 신생물에 의한 사망률이 늘어남은 물론, 미국의 경우 만성 퇴행성 질환 중 하나인 심부전, 심장병, 심근경색, 뇌졸중, 심장마비 등 순환계 질환으로 사망하는 인구가 미국 내 사망 인구의 50%를 차지할 정도다.

비만이 화두로 떠오르자 비만학이라는 학문이 세상에 나오게 되었고, 이제 10여 년 남짓 되었다. 시대적 요구에 따라 크게 대두된 비만학은 빠른 성장을 보이고 있다. 비만의 문제가 더욱 심각해지면서 인류 전체의 골칫거리가 되어가고 있기 때문이다.

비만학은 이렇듯 증가하고 있는 비만에 대한 전반적인 내용을 다루는 학문이다. 비만의 진단, 평가, 원인 분석 등과 함께 소아 비만, 여성 비만, 남성 비만, 노인 비만을 포함하며, 비만으로 인한 관절염, 고혈압, 당뇨병 등의 동반 질환에 대해서도 연구한다. 또한 비만이 과잉 섭취로 인하여 생기는 현상인 만큼 식이요법에 관해서 자세히 다루며, 비활동적인(Inactive) 생활이 비만의 주요한 원인이 되므로 운동요법도 중요하게 다룬다. 더불어 행동수정요법 등 다양한 부문 또한 공부하게 된다.

다음은 다이어트 프로그래머 이경영 박사가 이야기하는 비만학.

"저는 박사 과정에서 운동이 비만 유전자의 발현에 주는 영향에 대해 연구하였어요. 비만학을 공부하면서 계속 궁금했죠. 비만 유전자의 발현이 운동요법과 식이요법을 통해 어떻게 변화하는가. 아무리 나쁜 유전자(살찌게 만드는 유전자)라도 꾸준한 식이요법과 운동요법을 통해 어느 정도 개선이 될 수 있다고 가정했어요. 그런데 연구가 잘되어서 해외 유명 학술지인 《Obesity》에도 실리고 학교에서 공로상도 받았지요."

이경영 박사의 논문은 비만을 유도하는 고지방식을 섭취한 다음 운동을 통해 분자생물학적으로 유전자 발현의 변화를 밝힘으로써 비만학이라는 것이 무엇을 의미하는지 보여주었다. 비만 관련 식이, 운동, 유전자를 한눈에 보여준 셈이다.

다이어트 프로그래머는 왜 비만학을 배워야 하는가?

다이어트 프로그래머는 고객과 상담을 하면서 비만과 관련 있는 유전적인 요인, 식이 패턴, 운동 패턴, 생활 습관 등 고객이 비만이 된 원인을 정

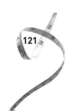

확하게 찾아내어 그에 맞는 최적의 프로그램을 설계해야 한다. 또한 다이어트 프로그램 수행 과정에서 생길 수 있는 상황이나 문제를 비만학 관점에서 해결할 수 있는 능력도 키워야 한다. 비만학은 그러한 면에 큰 도움을 주는 학문이다.

다이어트 프로그래머가 배워야 할 학문인 임상 비만학에 대해 간단히 소개하고자 한다.[10] 비만을 연구하려면, 과학적인 분석을 위해 분자생물학적인 접근이 필요하지만 다이어트 프로그래머 2급 과정에서 공부하기에는 어려울 수 있다는 강사진들의 판단에 의해 깊이 다루지는 않는다.

비만의 문화인류학적 배경

비만의 문화인류학적 배경을 배운다. 문화인류학적인 배경에서 보면 한 시대의 상류층, 권력을 가진 자의 여성의 모습이 아름다움을 판단하는 척도라고 할 수 있다. 고대 그리스시대의 비너스상을 보면 허리가 없고, 아랫배가 약간 나와 있는 복부 비만의 형태를 띠고 있다. 이러한 체형이 그 시대의 아름다움을 대표한 것이다. 반면, 현대 사회는 전 세계적으로 저체중에 가까운, 다소 마른 체형을 아름다운 몸매로 평가한다. 그보다 살이 찌면 뚱뚱하다고 생각한다. 이렇듯 미의 기준은 시대, 나라, 문화마다 다르다.

비만의 사회문화적 특성도 함께 다룬다. 과거, 기근에서 살아남기 위한 방법으로 형성된 유전적 · 문화적 관습이, 물질적으로 풍요로운 오늘날까지 이어져오면서 비만증을 야기시키고 있음을 알아본다.

비만이 성별, 인종, 사회 발달 형태에 따라 어떻게 다르게 분포되어 있는지 살펴보며, 비만의 사회적 의미와 상징적 의미인 모성에 대해서 공부한다. 또한 질환으로서 비만의 의미를 확인하는 한편, 비만을 신속히 치료해야 할 질병으로 규정하고 그에 관한 대처 방안을 모색하고 있는 각국의 모습에 대해 알아본다.

비만의 역학

역학(Epidemiology)이란, 모집단에서 어떠한 질병이 발생했을 경우, 그 질병의 자연적·사회적 원인과 기전을 파악하고 적절하게 예방하는 것까지 포함한다. 임상 연구에 있어 역학은 굉장히 중요하다.

비만의 역학이라 하면, 어떤 유병률에 의해 어떤 형태의 기전이 발생하는지 살펴보는 것이지만, 비만의 유병률에 대해 집중적으로 살펴보는 것이 필요하다. 비만이 다른 병으로 이환될 수 있는 이환율 역시 포함한다.

먼저, 비만의 유병 인자인 성별, 연령, 인종, 민족, 경제 수준에 대해 알아보고, 각 유병 인자별로 차이를 보이는 유병률에 대해서도 살펴본다. 비만일 경우 나타날 수 있는 당뇨병, 이상지질혈증, 고혈압, 관상동맥질환, 골관절염 등 여러 가지 질병의 이환율과 사망률까지 알아본다.

비만의 평가 및 분류

다른 내용도 중요하지만, 비만의 평가 및 분류를 다룬 내용은 다이어트 프로그래머에게 상당히 유용하다. 다이어트 프로그래머가 고객을 상대할 때 비만인지 과체중인지를 판단하고, 또한 비만인 경우 비만의 정도를 평가하는 것은 상담과 관리의 기초가 된다. 이렇게 평가된 기준에 따라 식이요법, 운동요법 등 다이어트 프로그램의 내용이 달라질 수 있기 때문이다.

비만을 평가하는 여러 가지 방법, 곧 체중 및 신장을 이용한 방법, 체지

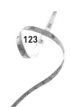

방을 기준으로 하는 방법, 지방 분포를 통해 판단하는 방법 등을 살펴본다. 각 평가 방법뿐 아니라 측정 방법도 알아야 한다. 체중 및 신장의 측정 방법으로는 일반적으로 체질량 지수(BMI)와 상대 체중(Relative Weight)이 널리 알려져 있다. 체지방률의 측정 방법으로는 직간접 측정법에 대해 자세히 공부한다.

단순히 비만을 평가하는 데서 그치지 않는다. 지방의 분포에 따라 고혈압, 고지혈증, 관상동맥질환, 뇌졸중과 같은 심혈관계 질환의 종류와 위험도가 달라지므로 그에 대해 알아야 한다. 나아가 지방 분포와 심혈관 위험요인을 분석하여 비만의 건강 위험도를 평가하는 방법과 위험도 평가 결과에 따른 체중 관리 방법에 대해서도 살펴본다.

비만의 원인

체중이 증가하는 이유는 무엇일까? 다이어트를 하는 사람뿐 아니라 외모에 관심이 있는 사람이라면 누구나 한번쯤은 생각해보았을 질문이다. 많은 사람들이 섭취하는 에너지원에 비해 움직임으로써 소모하는 에너지량이 적어서 생긴 잉여 에너지가 저장 지방으로 쌓여 체중이 증가한다는 것은 알고 있다. 다이어트 프로그래머는 이러한 상식적인 내용과 함께 조금 어려울 수 있겠지만, 비만의 유전적, 환경적 요인에 대해서도 알아야 한다.

비만과 관련된 중요한 유전자인 Ob유전자와 렙틴수용체유전자뿐 아니라 $\beta3-$ 아드레날린수용체, 짝풀림단백질(Uncoupling Protein ; UCP)유전자, 인슐린수용체기질-1(Insulin Receptor Substrate-1 ; IRS-1)유전자, Peroxisome Proliferator Activated Receptors(PPARs) 등 여러 유전자에 관해 알아본다.

그 외, 심리적 요인도 살펴본다.

끝으로 에너지 섭취와 에너지 소비의 관계로 이루어지는 에너지 균형에 대해 알아보며, 에너지 대사의 불균형과 비만과의 관계 또한 살펴본다.

비만과 당뇨병

당뇨 환자가 늘고 있다. 당뇨병이 주로 노인이나 중년에게 많이 생기는 병으로 알려져 있지만 최근에는 소아나 젊은 층에서도 많이 발병하고 있다. 때문에 당뇨병에 대해서 잘 알아야 할 필요가 있다. 특히 비만과 당뇨병은 떼려야 뗄 수 없는 깊은 상관관계가 있기 때문에 다이어트 프로그래머는 이에 대해 자세하게 알아두어야 한다.

인슐린 분비가 정상적으로 이루어지지 않거나 분비량이 부족하여 혈중 포도당 농도가 높아져 소변으로 포도당이 배출되는 질환이 당뇨병이다. 일단, 당뇨병의 증상, 진단, 경구 당부하 검사에 대해 자세히 배워야 한다. 당뇨병은 제1형 당뇨병(인슐린 의존성)과 제2형 당뇨병(인슐린 비의존성)으로 나뉘는데, 비만은 제2형 당뇨병의 주요 위험 인자이다. 이처럼 비만과 당뇨병의 밀접한 관련성을 알아본다. 또한 비만과 당뇨병의 인과관계를 설명하는 대표적인 주요 병인인 인슐린 저항성에 대해 살펴보고, 비만 이외에 여러 요인에 의해 인슐린 저항성이 나타날 수 있음을 알아본다. 나아가 인슐린 저항성은 비만 중 중심성 비만과 더 밀접한 관련이 있다는 점도 공부한다. 마지막으로 비만과 지질대사에 대해서도 살펴본다. 특히, 당뇨 증상이 있는 비만 환자에게 처방하는 특별 식이·운동요법의 필요성과 내용에 대해 알아야 한다.

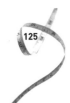

비만과 순환기 질환

비만의 동반 질환인 순환기 질환에 대해 알아본다. 심장이나 혈관에 문제가 있을 경우 나타나는 질병을 순환기 질환이라고 한다. 우리 몸속의 산소와 영양분은 혈액을 따라 돌다가 심장으로 공급되기 때문에 순환기에 이상이 생기면 우리 몸은 심한 타격을 입는다. 고혈압, 심장병, 관상동맥질환, 동맥경화, 이상지질 등 순환기 질환으로 사망하는 사람의 공통점이 비만인이라는 사실은 비만과 순환기 질환이 상당히 밀접한 관계에 있음을 알려준다.

비만과 심혈관계 질환의 이환율과 사망률 등의 상관성을 알아보고, 심장 근육에 혈액을 공급하는 관상동맥 질환도 함께 알아본다.

고혈압에 대해서도 공부한다. 고혈압의 정확한 기준, 비만이 고혈압에 미치는 영향, 일차성 고혈압이나 심혈관성 고혈압과는 다른 비만 관련 고혈압의 기전도 살펴본다. 비만 관련 고혈압의 치료와 예방에 관련된 내용도 함께 공부한다.

소아 비만증

과거에는 우량아라고 하면 좋다고 생각하는 경향이 많았는데, 요즘은 어린아이들조차 우량아라는 소리는 듣고 싶어 하지 않는다고 한다. 그만큼 비만증에 대한 강박관념이 있는 듯하다.

과거와 달리 아이들이 야외 활동을 거의 하지 않고, 텔레비전이나 컴퓨터 혹은 오락용 기구 등을 다루며 실내에서 보내는 시간이 늘어나고 있다. 이러한 문화의 영향으로 앉아 있는 시간이 길어짐에 따라 상대적으로 에너지 소비량이 줄어들면서 소아 비만이 점차 증가하게 되었다.

소아 비만은 성인 비만보다 심각하게 접근하고 세심하게 다룰 필요가 있다. 비만 아동은 친구들의 따돌림으로 정서적인 소외감을 느끼는 경우가 많고, 또 이 시기 무리한 다이어트는 성장을 저해할 수 있기 때문이다.

소아 비만증을 배울 때는 소아 비만의 유병률과 체질량 지수, 생체 전기 저항 측정법 등 진단 방법과 치료 방법에 대해서 알아야 한다. 소아 비만증은 크게 단순성 비만과 증후성 비만으로 나뉜다. 각 비만의 개념, 원인, 증상과 고지혈증, 지방간, 고혈압, 비만저환기증후군(Pickwickian ; 비만으로 인한 호흡 곤란증) 등과 같은 동반 질환에 대해서도 알아본다.

여성의 비만

여성이 남성에 비해 체지방률이 3~5% 이상 높다는 것은 이미 알려져 있는 사실이다. 특히 여성의 경우 초경, 임신, 폐경 등 체지방이 늘어날 수 있는 여러 가지 요인이 있기 때문에 체지방과 체중 조절이 필요하다. 여성과 다이어트는 떼려야 뗄 수 없는 관계라고 하는 것이 이 때문이다.

다이어트 프로그래머를 찾는 대부분의 고객이 여성이다. 그렇기 때문에 여성 비만에 대한 학습은 다이어트 프로그래머에게 특히 더 중요하다. 가장 중요하게 생각해야 할 것은 여성이 비만이 되는 이유, 증후 등이다. 이러한 증후는 고객을 상담할 때 큰 도움이 될 수 있다.

이밖에도 비만인 여성의 초경, 폐경, 배란, 불임, 유산 등에 대해 알아본다. 비만인 여성이 임신할 경우 고위험 임산부로 분류되는데, 이들에게서 나타나는 임신성 당뇨병, 임신성 고혈압 등과 태아 및 신생아에게 미치는 영향에 대해서 알아본다. 마지막으로 비만인 여성에게 나타날 수 있는 자궁내막암, 유방암에 대해서도 알아본다.

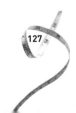

비만 관리를 위한 식사요법

흔히 다이어트라고 하면 가장 많이 생각하는 것이 식사요법이다. 사실 다이어트(Diet)라고 하는 용어 자체가 식이요법을 뜻한다. 실제로 비만 관리에서 식이요법은 굉장히 중요하다. 요즘에는 홈쇼핑, 인터넷 쇼핑 등에서 각종 다이어트 보조식품을 쉽게 접할 수 있다. 이러한 상황에서 다이어트 프로그래머들이 어떻게 하면 고객이 건강한 식이요법을 할 수 있는지 생각해보아야 한다.

비만인의 식이요법에 대해서는 구체적으로 알아야 한다. 비만인의 영양 섭취 상태와 습관에 대해 정확하게 평가를 내리기 위한 에너지, 단백질, 탄수화물, 지방 등 영양소 필요량의 산정 방법과 그 외 고려 사항에 대해 알아본다. 저열량 식사(Low Calorie Diet ; LCD)와 초저열량 식사(Very Low Calorie Diet ; VLCD) 등의 비만인의 식사요법과 각 식사요법별 특징에 대해서 살펴본다. 또한 이러한 저열량 식사의 실제와 문제점, 체중 조절을 위한 올바른 식사 습관, 지방 섭취량을 줄이기 위한 식품 선택 전략 등 식습관의 개선 방안에 대해서도 알아본다.

신체 활동과 운동요법

다이어트를 결심하고 찾아온 고객이 가장 단기간에 효율적인 체중 감량을 원한다면 원칙적인 식이요법을 처방하는 것이 좋다. 운동요법은 감량된 체중과 체지방을 유지하고 요요현상을 겪지 않게 관리하는 데 있어 중요한 역할을 한다. 하지만 비만인 중에는 지나친 과체중으로 척추측만증이 있는 경우가 많고 또 무릎 관절에 무리가 올 수 있기 때문에 섣불리 강도 높은 운동을 처방할 경우 문제가 될 수 있다. 따라서 다이어트 프로그래머는 어떻게 운동 처방을 내려야 하는지에 대해 정확히 알 필요가 있다. 단순히 운동의 종류와 방법, 순서뿐 아니라 이론적인 부분과 원리를 정확하게 숙지해야 한다.

비만인의 신체 활동량, 신체 활동의 필요성과 그와 관련 있는 건강 관련 체력에 관하여 알아본다. 신체 활동이 호흡순환계, 대사계 등에 어떠한 작용을 하는지에 대해서도 살펴본다. 또한 운동의 강도, 시간, 빈도 등을 감안하여 운동의 양을 결정하고 프로그램화하여 훈련하는 방법 등을 알아본다.

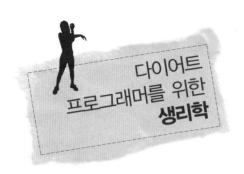
다이어트
프로그래머를 위한
생리학

생리학은 생명 현상의 기전을 연구하여 생물의 기능이 나타나는 과정이나 원인을 과학적으로 분석하고 설명하는 생물학의 한 분야다. 생리학은 인체생리학, 운동생리학, 해부생리학, 세포생리학 등 다양한 세부 응용 분야로 나누어진다. 다이어트 프로그래머는 비만인의 인체를 대상으로 한 직업이므로 여러 생리학 분야 중 인체생리학에 대해 공부한다.

인체생리학은 해부학에 비해 그 연륜이 짧기는 하지만 우리 인체의 놀라운 구조와 기능, 그 기능을 결정짓는 조건 등을 연구하는 학문이기 때문에 매우 중요하다. 주로 형태와 기능을 연구하는 해부학과 화학적인 기능을 연구하는 생리학이 독립적으로 나누어져 있다. 우리 몸을 이루는 세포, 조직, 기관을 비롯해 소화와 호흡, 대사, 물질 이동, 신경, 근골격, 감각, 혈액, 혈액 순환, 호흡, 신장, 소화와 흡수, 내분비 및 생식계의 기능과 역할 등 인체에 대한 다양한 영역들을 다룬다.

다이어트 프로그래머는 왜 생리학을 배워야 하는가?

생리학은 외워야 하는 용어가 많아 힘들다고 한다. 하지만 인체의 구조와 기능의 상호관계를 공부하는 재미있는 학문이라고 할 수 있다. 다이어트 프로그래머로 4년째 일하고 있는 김성경 실장의 이야기이다.

"대학에서 생리학을 배울 때 외울 것도 많고 지루해서 큰 매력을 못 느꼈어요. 하지만 다이어트 프로그래머를 위한 생리학 강의를 들으면서 인체 시스템이 얼마나 재밌는지, 그리고 우리 몸을 제대로 아는 것이 얼마나 중요한지를 알게 되었지요. 세미나에서 다양한 분야를 다루지만 아무래도 생리학 세미나가 가장 흥미진진해요. 응용할 것도 많고요."

다이어트 프로그래머는 인체를 대상으로 한다. 때문에 인체에 대한 해박한 지식이 없다면 고객의 신뢰를 얻기 힘들다. 다이어트 프로그래머가 비만인을 대할 때 인체에 대해 제대로 공부하고 알아야 비만인을 폭넓게 이해할 수 있다. 예를 들어 고객이 잘못된 다이어트로 인해 부종이 생겼다고 한다면 "짜게 먹으면 부으니까 주의하세요."라고 말하는 것보다는 "부종이란 세포 외액과 내액의 밸런스가 깨지는 것이고 이를 막기 위해서는 짜게 먹는 것을 피하고 근육 운동을 하면서 단백질 섭취를 늘려야 합니다."라고 설명하는 편이 신뢰를 준다. 또 고객이 비만으로 인해 유발되는 합병증의 하나인 심장병을 앓고 있다면 심장의 구조와 기능에 대해 자세히 알고 있어야 그 고객에게 올바른 정보를 제공해줄 수 있다. 또한 무리한 운동으로 근육에 손상을 입는 경우도 있으므로 근육과 골격에 대해서

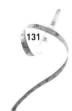

도 확실히 공부해서 정리할 필요가 있다.

생리학은 다이어트 프로그래머로 일하는 데 가장 필요한 학문이며, 영양학, 운동학, 비만학 등 다른 과목의 기초가 되는 학문이다. 또한 인체를 제대로 알아야 과학적이고 체계적인 다이어트 프로그램을 만들 수 있기 때문에 다이어트 프로그래머가 되기 위해서는 필수적으로 익혀야 한다. 해부생리학을 공부할 때는 인체의 구조나 기능을 파악해야 하기 때문에 단순히 내용을 외우기보다는 그림이나 사진을 보면서 같이 이해하는 것이 좋다.

다이어트 프로그래머가 배워야 할 학문인 인체생리학에 대해 간단히 정리하였다. 다이어트 프로그래머가 중점적으로 배워야 할 부분을 중심으로 살펴보자.[11]

인체생리학이란

인체 생리를 공부할 때 구조와 기능의 상호관계를 아는 것은 매우 중요한 일로서 실제로 인체 각 부분의 형태와 구성은 기능과 밀접한 연관이 있으며 서로 분리될 수 없다.

인체의 구조적 구성인 세포, 조직, 기관, 계통을 각각 자세히 살펴보고, 인체의 내환경과 이러한 내환경의 물리 · 화학적 상태가 일정하게 유지되는 현상인 항상성(Homeostasis)에 대해서도 다룬다.

세포

인체는 세포와 세포간질로 구성되어 있으며, 세포는 인체의 구조, 기능상의 기본 단위이다. 현미경으로 관찰한 세포를 살펴보며 세포의 구조를 알아본다. 세포는 세포막, 핵, 세포 소기관으로 구성되어 있다. 먼저, 세포막의 구조와 기능, 유전 정보를 전달하는 핵의 주요한 기능에 대해 살펴본다. 다음으로 내형질 세망, 리보솜, 골지체, 라이소솜, 페록시솜, 미토콘드리아, 미세 소관 등 각 세포 소기관의 기능과 특징에 대하여 살펴본다.

세포막을 통한 물질 이동

우리 인체에서 물질이 이동할 때는 세포막을 통한다. 혈액을 통한 호르몬의 이동 또한 세포막을 통한 물질 이동의 한 예다. 세포막을 통해 세포외액에서 세포내액으로, 세포내액에서 세포외액으로 물질이 어떻게 이동하는지 배워본다.

세포내액과 외액은 화학적 조성이 다른데, 세포막은 내액과 외액의 분자들이 섞이지 않도록 작용을 한다. 그런가 하면 세포막은 특정 물질을 이동시키는 선택적 투과성도 보인다. 세포막을 통한 물질의 이동에서 에너지(ATP)를 소비하는 여부에 따라 수동적 이동과 능동적 이동으로 나눈다. ATP를 사용하지 않고 전기·화학적인 힘의 경사도에 따라 이루어지는 이동 방식인 수동적 이동에는 확산(Diffusion), 삼투(Osmosis), 여과(Filtration), 촉진적 확산(Facilitated Diffusion)이 있다. 이러한 각각의 이동 방법의 특징에 대해서 살펴본다. 세포막이 ATP를 소비하면서 물리·화학적 경사와는 반대 방향으로 물질을 이동시키는 방법인 능동적 이동에 대해서도 자세히 살펴본다.

신경 세포의 흥분성

인체의 내부 및 외부 환경의 변화를 조정하고 통합하는 두 가지 방법 중 하나는 신경 세포에 의한 정보 전달 방식이다. 신경 세포를 통해 먼 거리

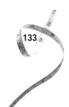

조직 사이의 신호 교환을 신속하고 정확하게 할 수 있다. 이러한 신경계는 중추 신경계와 말초 신경계로 나뉜다. 각 신경계의 구성과 함께 신경계의 구조적 기능적 기본 단위인 신경 세포 뉴런(Neuron)의 구조와 기능에 대해 살펴본다. 또한 다른 신경 세포 또는 근 세포에 흥분을 전달하는 중요한 기능을 하는 시냅스(Synapse)에 대해서도 살펴본다.

근육

근육(Muscle)은 다이어트 프로그래머들이 꼭 공부해야 하는 부분이다. 근육의 조성이나 특성에 관해서 공부를 하여야만 고객이 근육 운동을 하였을 때 어떠한 기전에 의해서 어떤 변화가 있는지 설명할 수 있기 때문이다. 또한 근육의 조직적인 특성에 대해 알고 있어야 왜 이러한 수축이 일어나는지 파악이 가능하다.

근육은 화학 에너지를 직접 기계 에너지와 열 에너지로 전환시킬 수 있는, 즉 에너지의 형태를 바꿀 수 있는 에너지 변환기이다. 힘을 생성하는 특수 능력을 가진 근육 세포들은 모든 세포에 있는 기본적 수축 과정을 이용한다. 근육은 골격근, 평활근, 심근 세 가지 유형으로 나뉜다. 각 유형별 근육의 특징과 기능에 대해 설명한다. 또한 가는 필라멘트와 굵은 필라멘트로 구성되어 있는 골격근의 구조에 대해 자세히 살펴보며, 골격근의 수축에 관해서도 배운다. 근수축 기전인 활주필라멘트이론(Sliding Filament Theory)과 골격근 섬유의 수축 과정을 살펴본다. 연축, 강축, 가중으로 대표되는 근수축의 특성을 살펴보고, 근비대와 위축, 경련, 근이영양증, 중증 근무력증 등 골격에 발생할 수 있는 문제에 대해서도 살펴본다.

심장

심장이 멈추면 인체의 모든 순환과 기능이 멈춘다. 심장의 기능은 사람이 살아가는 데 굉장히 중요하다. 사람이 안정을 취하고 있을 때나 운동을 할 때나 언제나 중요한 역할을 한다.

순환에 의해 인체의 한 부분에서 다른 부분으로 물질이 옮겨 가는데, 이러한 물질 운반은 혈액을 타고 일어난다. 혈액은 폐쇄된 관, 즉 혈관 속을 순환하는데 이러한 혈액의 흐름을 일으키는 펌프 역할을 하는 것이 심장(Heart)이다.

심장의 위치와 크기에 대해 알아보며 좌심방, 좌심실, 우심방, 우심실, 반월판, 방실판 등 심장의 구조에 대해서도 자세히 살펴본다. 또한 심근의 형태적인 특성과 율동성, 전도성, 흥분성, 수축성으로 대표되는 기능적 특성에 대해서도 자세히 알아보도록 한다.

이 밖에도 심장의 펌프 기능과 관련된 일박출량, 심박출량, 심박동수, 심장 주기, 심음, 심장 반사 등에 대해서도 자세히 살펴본다.

호흡

호흡은 우리 몸이 외부로부터 산소를 받아들이고, 항상성을 유지하는 데 필요한 활동이다. 호흡을 하지 않는다면 산소를 받아들일 수 없기 때문에 세포의 대사 활동 또한 즉시 멈춘다. 호흡은 우리 몸에 있어 굉장히 중요한 기능 중 하나다. 호흡을 떠올릴 때 가장 먼저 생각하는 것은 폐다.

호흡할 때 폐의 기능, 기도의 역할 등 호흡기계의 모든 용어와 기능에 대해서 알아야 한다.

호흡기는 폐와 기도로 구분하거나, 기능별로 전도 영역과 호흡 영역으

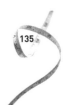

로 구분한다. 각 영역 내 속해 있는 비강, 인두, 후두, 폐 등 각 기관의 구조와 기능, 폐에 공기가 들어오는 흡식과 폐의 공기가 밖으로 나가는 호식에 대해 살펴본다. 또한 이러한 폐의 공기 흐름에 영향을 미치는 인자들도 살펴본다.

폐 환기의 규모를 결정하는 폐용적과 폐용량에 대해서도 공부한다. 실제적으로 폐포에서 가스 교환이 어떻게 일어나는지, 폐에서 교환된 산소가 혈액을 통해 어떻게 조직으로 운반되고 사용되는지도 알아본다. 조직에서 생성된 이산화탄소가 혈액에 의해 폐포 내로 운반되어 공기 중으로 배출되는 전반적인 가스 운반의 과정 또한 공부한다. 저산소증, 일산화탄소 중독 등 가스 운반의 문제점도 배운다.

체액과 전해질

체액은 우리 몸에 있는 수분이다. 체액은 인체의 항상성 조절에 중요한 역할을 하는 것 중 하나다. 체액은 세포의 내·외 환경을 구성하며 대사 반응 및 물질 이동 매체 등의 중요한 역할을 통해 유기체의 항상성 유지에 관여한다. 따라서 체액의 양과 체액 내에 함유되어 있는 Na^+, Cl^-, K^+, Ca^{2+}, Mg^{2+} 및 H^+ 등의 조성이 일정하게 조절되는 것은 생명 현상 유지에 필수적이라 할 수 있다. 체액의 화학적인 불균형은 항상성의 교란을 일으키게 된다.

이 장에서는 세포내액, 세포외액 등 체액의 조성을 자세히 살펴보며 수분 균형, 수분 요구량 등도 알아본다. 체액과 전해질 균형에 대해서도 살펴본다.

일정하게 유지되는 인체의 체액량은 NaCl의 함량에 의해 조절되는데 이를 위해서는 Na^+ 균형이 정확히 이루어져야 한다. 이렇듯 Na^+ 균형 및 체액량의 조절에 관련한 알도스테론 분비 기전에 관하여 살펴본다. 세포 내 여러 효소의 활성도, 흥분성, 조직의 흥분성 및 산·염기 균형에 기여하는 K^+의 균형에 대해 살펴본다.

마지막으로 산과 염기의 균형에 대해 알아본다. 산과 염기의 정확한 정의를 알아보고 pH의 개념도 배운다. 완충제는 H^+를 취하거나 유리할 수 있는 물질을 말하는데, 인체에 존재하는 세 가지 완충제인 중탄산염 완충제, 인산염 완충제, 단백질 완충제에 대해 살펴본다. 호흡과 신장에 의한 산-염기 균형의 조절에 대해 배우며 pH의 변화를 일으키는 요인에 따라 호흡성 산증 및 알칼리증, 대사성 산증 및 알칼리증 등으로 구분하여 산-염기 불균형에 대해 공부한다.

소화와 흡수

소화(Digestion)란 음식물 중에 들어 있는 큰 분자 상태의 영양소를 소화관의 점막을 통해 흡수될 수 있는 작은 입자로 가수분해하는 것을 의미한다. 흡수(Absorption)란 가수분해된 영양소의 최종 분해 산물들이 소화관의 점막을 통해 체내로 이동되는 것을 의미한다. 소화와 흡수는 소화기관에서 이루어진다.

소화관(Digestive Tract)은 구강에서 시작하여 인두, 식도, 위, 소장, 대장 및 항문에 이르는 약 9m의 관이다. 이러한 소화기계의 구조에 대해 살펴보고, 섭식중추와 포만중추가 어떻게 작용하는지도 알아본다.

또한 구강, 위, 소장, 대장 등 각 기관에서의 소화를 자세하게 살펴본다.

구강의 소화는 저작, 연하, 타액 분비 등의 과정을 거친다. 위에서는 연

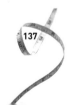

동 운동을 통해 섭취한 음식을 미즙 상태로 소화시키고, 소화된 미즙이 십이지장으로 서서히 이동되는 현상인 위 배출이 일어난다. 한편 공복 상태, 구토 등에 대해 살펴보며 위의 소화와 관련된 펩시노겐, 염산, 점액, 내인성 인자 등이 포함된 위액이 어떠한 요인과 경로에 의해 분비되는지 알아본다.

소장은 십이지장, 공장, 회장으로 구분된다. 소장 점막에는 수많은 미세 융모가 존재하며, 소화된 단당류, 지방산, 글리세롤, 아미노산을 흡수한다. 또한 분비된 미즙과 담즙, 췌장액, 장액 등의 소화액이 혼합되어 분절운동, 연동운동, 융모운동을 통해 소화, 흡수되는데, 이러한 과정에서 나오는 각 소화액의 성분, 기능, 조절에 대해서도 자세히 공부한다.

대장에서는 소화 작용은 일어나지 않으나 음식물의 소화 결과로 생성된 잔여물과 소화되지 않은 성분으로 변이 생성된다. 변의 조성과 배변, 변비에 대해 공부한다.

마지막으로 탄수화물이 소화된 단당류, 단백질의 소화 산물인 아미노산, 지방의 가수분해물인 지방산, 글리세롤, 콜레스테롤, 수분, 비타민, 무기질 등이 어떠한 과정으로 흡수되는지 공부한다.

대사와 체온 조절

세포는 화학 반응에 의해 에너지와 여러 가지 합성물을 생성하고 또 노폐물을 제거하는데, 이러한 일련의 과정을 대사라고 한다. 이러한 대사 과정은 물질 합성적인 변화를 일으키는 동화작용(Anabolism)과 물질 분해적인 변화를 일으키는 이화작용(Catabolism)으로 나뉜다. 체내에서 유기물을 합성하거나 분해하는 데에는 반드시 에너지의 전환이 뒤따르며 이것을 에너지 대사(Energy Metabolism)라 한다. 대사를 통해 에너지를 얻음으로써 생명 현상 및 활동이 원활히 수행되며 이러한 활동을 하고도 남는 여분의 에너지는 저장 에너지의 형태로 간, 근육, 지방 조직에 저장된다. 음식물 속에 함유되어 있는 영양소(Nutrients)에는 단백질, 지방, 탄수화물, 무기질 및 비타민이 있으며 이들을 5대 영양소라 한다.

열량 영양소인 탄수화물, 단백질, 지방의 대사 과정에 대해 자세히 살펴본다. 또한 기본적인 생체 기능을 수행하는 데 필요한 에너지량인 기초대사율(Basal Metabolic Rate ; BMR)을 살펴보며 대사율에 영향을 미치는 체구, 연령과 성별, 활동, 환경온도 및 체온, 기후, 임신 및 월경, 호르몬 등 여러 요인에 대해 알아본다. 에너지 균형에 대해 살펴보며 열생산, 열손실 등을 통한 체온 조절에 대해서도 공부한다.

내분비

신체 기능을 상황에 알맞게 조절하는 계통은 내분비계와 신경계가 있다. 그중 내분비계를 배운다. 내분비는 상당히 중요한 부분이어서 숙지해야 한다. 각 내분비선에서 분비되는 호르몬과 주요 기능 등 모든 내용은 외워두는 것이 좋다.

내분비계는 내분비선에서 생산된 물질인 호르몬을 통해서 세포의 기질 대사를 변동시키거나 세포막을 통한 물질 이동을 변경시켜 체기능을 조절하며 성장, 분비, 생식 등의 세포 조절 기전에도 깊이 관여한다. 소량의 호르몬은 혈액을 통하여 순환하다가 제각기 고유한 표적기관(Target Organ)에 이르러 그 기관의 기능 및 대사를 조절한다. 호르몬은 생성된 조직에서 곧 혈액으로 이동되기 때문에 도관이 없는 선(Ductless Gland)이라

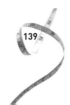

고도 한다. 또한 내분비계는 신경계에 비해 조절 속도는 느리지만 지속되는 기간은 길다.

내분비기관에서 분비되는 호르몬이 표적기관에서 기능을 발휘하는 작용 기전의 종류와 방식에 대해 알아본다. 내분비기관은 뇌하수체, 갑상선, 부갑상선, 췌장, 부신, 성선 등이다.

먼저, 뇌하수체 전엽과 후엽에서 분비되는 호르몬의 종류를 구별하며 각 호르몬의 기능에 대해 살펴본다.

갑상선에서 분비되는 갑상선 호르몬(T3, T4)의 합성, 분비 및 대사에 대해 살펴보며, 갑상선 호르몬의 생리적 작용과 분비 조절, 분비의 이상을 알아보고 갑상선기능부전인 점액수종, 크레틴병도 공부한다.

신장의 상단을 덮고 있는 한 쌍의 부신은 피질과 수질 두 개의 내분비선이 하나로 합해져 있다. 각 내분비선에서 분비되는 호르몬의 운반, 대사, 배설 작용에 대해 알아본다. 또한 부신피질의 기능저하증인 에디슨병과 기능항진증인 쿠싱증후군에 대해서도 살펴본다.

췌장은 소화효소를 분비하는 외분비선과 혈당을 조절하는 내분비선으로 구성되어 있다. 내분비 기능을 하는 랑게르한스섬에 존재하는 α, β, γ 세 종류 세포의 기능을 알아본다. 혈당을 조절하는 인슐린, 글루카곤, 소마토스타틴에 대해서도 살펴본다. 특히 인슐린과 열량 영양소 대사의 관계, 인슐린의 결핍에 의해 나타나는 당뇨에 대해서도 자세히 알아본다.

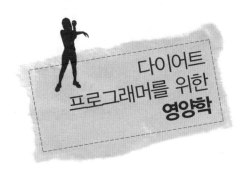

다이어트
프로그래머를 위한
영양학

　현대 사회로 들어서면서 건강에 대한 개념이 점차 바뀌고 있다. 19세기에는 콜레라, 장티푸스, 페스트 등 전염병성 질환이 인간의 생명을 위협했다. 하지만 21세기 건강의 주요 관심사는 심혈관 질환이나 당뇨병과 같은 만성 퇴행성 질환으로 바뀌었다.

　현대 사회는 늘어나고 있는 이러한 만성 퇴행성 질환을 예방하고 보다 건강하게 살기 위해 영양 관리에 대한 중요성을 강조하고 있다. 건강한 식생활과 영양학에 대한 기본적인 이해가 필요하다.

　일반적으로 영양학 하면 음식의 칼로리나 영양소에 대해 배우는 학문으로 생각하는 사람들이 많다. 식품영양학과를 졸업한 사람에게 하는 질문의 대부분이 어떤 음식의 칼로리는 얼마냐, 비타민 C가 많이 들어간 식품은

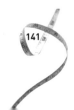

무엇이냐 등 칼로리와 영양소에 대한 것이란 걸 보아도 알 수 있다.

실제로 영양학은 어떠한 학문일까? 물론 영양학은 영양소에 대해 배우는 학문이다. 하지만 단순히 그것만을 공부하는 것은 아니다. 영양학이란 건강과 질병에 영향을 미치는 식품, 영양소 그리고 그 속에 포함되어 있는 물질들의 작용 및 균형에 대한 과학이다. 인체가 영양소를 섭취하여 체내에서 어떻게 소화, 흡수 및 배설 과정을 거쳐 생명을 유지하기 위한 에너지를 생산하는지, 각 영양소들이 어떻게 상호작용을 이루어 균형을 유지하는지, 그 유기적인 과정 등을 연구하고 설명하는 포괄적인 학문이다. 영양학에서는 각각의 영양소의 필요량, 영양소 과부족의 영향, 성장·노화·노동·운동·환경·질병 등 생리적 스트레스와 영양과의 관계를 기초적으로 다룬다.

다이어트 프로그래머는 왜 영양학을 배워야 하는가?

영양학은 분야에 따라 임상영양학, 운동영양학, 식품영양학, 지역사회영양학, 다이어트 영양학 등 여러 응용 영양학으로 나눌 수 있다. 이 중 다이어트 프로그래머에게 필요한 것은 다이어트 영양학으로 다이어트 프로그램을 짤 때 꼭 알아야 하는 내용이 포함되어 있다.

다이어트에 가장 기본이 되는 것은 식이요법이며 다른 요법에 비해 중요성이 더 크기 때문에 영양학이 제대로 학습되지 않은 상태에서는 수준 높은 상담이 불가능하다.

다음은 다이어트 상담 시 영양학의 중요성을 강조하는 3년차 정효정 주임의 인터뷰다.

"대학에서 스포츠를 전공했는데 다이어트 프로그래머란 직업을 준비하면서 배운 영양학이 가장 어려우면서도 재밌었어요. 물론 트레이너들도 웨이트 트레이닝을 하는 회원들에게 식이요법을 알려주지만 100% 정확하다고 볼 수는 없습니다. 예를 들어 근력 운동을 할 때 근육을 키우기 위해 닭고기 가슴살을 먹도록 권하는데, 영양학 공부를 하면서 아침에는 탄수화물이 풍부한 현미밥을 먹는 것이 좋다는 것을 알았습니다. 물론 닭고기 가슴살 1인분 45g에는 단백질이 13g이나 들어 있어 20대 여성에게 필요한 하루 단백질량 45g 중 약 30%를 충족시키기 때문에 영양 면에서 매우 우수하지만요."

정효정 주임은 여기까지는 누구나 이야기할 수 있는 내용이지만 영양학을 좀 더 깊이 있게 알면 고객에게 더 많은 것을 설명할 수 있다고 말한다.

"아침에는 밤 사이 굶었던 뇌로 영양분을 공급해야 하는데 뇌세포, 적혈구, 신경세포는 포도당만 에너지원으로 쓴다는 것을 영양학을 공부하면서 알게 되었어요. 아침에 탄수화물이 0g인 닭고기 가슴살만 먹는다면 정상적으로 활동하기 어렵겠죠. 반대로 지나친 단백질 섭취는 신장에 부담을 주고 칼슘을 용출시켜 골다공증의 위험을 높이기 때문에 고단백 식품만 섭취하는 다이어트는 주의해야 합니다. 가끔 상담을 하다 보면 헬스클럽의 트레이너가 아침에도 무조건 닭고기 가슴살만 먹으라고 했다는 고객을 만나는데 스포츠 전공자인 제가 부끄러울 지경이에요."

실제로 다이어트 프로그래머는 고객들과의 상담을 통해 식습관, 영양 상태 등을 분석한 후 고객에게 적합한 식이요법을 처방하게 되는데 이 식이요법이 상담 중 가장 중요한 부분을 차지하고 있다. 그뿐 아니라 마구먹기장애, 거식증 등 식이 장애가 있는 고객들에게 음식에 대한 잘못된 편견을 없애는 교육을 시키는 데도 영양학 지식이 중요하다.

다이어트 프로그래머가 알아야 할 영양학 관련 내용을 간단히 소개하고, 어떠한 부분을 중요하게 공부하는지 알아본다.[12]

바람직한 영양 관리

영양학의 기본적인 이해를 돕기 위한 내용을 다룬다. 영양 상태는 바람직한 영양, 영양 부족, 영양 과잉 이렇게 세 가지로 분류된다. 영양상태 평가의 기본 원리인 ABCD, 즉 신체계측에 의한 판정(Anthropometric Assessment ; A), 생화학적 상태 판정(Biochemical Assessment ; B), 임상적 상태 판정(Clinical Assessment ; C), 식이조사 판정(Dietary Assessment ; D)에 대해서도 알아보고, 그 외에 식사 구성안, 권장 식사 패턴, 식품 구성탑 등에 대해서도 살펴본다.

탄수화물

당질(Carbohydrate)이라고도 불리며 지방, 단백질과 함께 3대 영양소 중 하나다. 주요 에너지원으로 쓰인다. 광합성 작용에 의해서 식물에서 포도당이 합성되면 여러 경로를 통해 변환이 되어 식물에는 녹말과 섬유소로, 동물에는 당과 글리코겐으로 저장된다.

탄수화물의 분류, 즉 가장 기본적인 단위인 단당류와 단당류가 두 개 결합한 이당류, 단당류가 3~10개 결합한 올리고당, 수많은 단당류가 모인 다당류에 대해 알아보며, 각 당류의 기능 기전 등에 대해 자세히 살펴본다. 또한 탄수화물의 소화와 흡수에 대해 알아보고, TCA 회로, 펜토오스인산 경로, 글루쿠론산 회로 등 포도당 대사에 대해서도 알아본다. 인체에 포도당이 부족할 경우 코리 회로, 알라닌 회로 등 포도당 신생합성과정을 거쳐 포도당이 만들어지는데, 그 과정도 살펴본다.

나아가 체내에서 소화, 흡수된 탄수화물이 우리 몸에서 어떠한 기능을 하는지 등 탄수화물의 섭취와 현대인의 건강에 대해 살펴본다. 현대인의 식사에서 부족할 수 있는 식이섬유소에 관한 내용도 함께 다룬다. 탄수화물이 많이 들어 있는 식품의 종류와 탄수화물 함량에 대해서도 배운다.

지질

지질(Lipid)은 물에는 녹지 않고 에테르와 같은 유기 용매에만 녹는 유기 화합물로서 탄소, 수소, 산소로 이루어져 있다. 상온에서 고체인 지방과 액체인 기름을 합쳐서 지질이라고 부르나, 일반적으로는 액체인 기름까지 포함하여 지방이라는 말로 널리 사용되고 있다.

지질의 가장 기본 단위인 지방산과 체내에 가장 많이 존재하는 중성지질에 관하여 자세히 배운다. 동물성 식품에 포함되어 있는 포화지방산과 건강기능식품으로 각광받고 있는 오메가-3 지방산인 DHA, EPA로 대표되는 불포화지방산에 대해서도 공부한다.

지질이 우리 몸에서 어떻게 소화, 흡수, 대사되는지에 대해 살펴보며 중성지질, 인지질, 콜레스테롤, 필수지방산 등 지질이 인체에서 가지는 중요한 기능에 대해서도 살펴본다.

지질의 섭취와 심혈관계 질환과의 관련성, 현대인이 많이 섭취하지만 위험 인자인지 모르는 트랜스지방에 대해 알아보며, 지질이 다이어트에 좋지 않은 영향만 미치고 있는지에 대해서도 살펴본다.

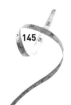

단백질

단백질(Protein)은 탄수화물, 지방과 함께 3대 영양소라고 불리며, 생명 유지에 필수적인 영양소다. '가장 중요한'이란 뜻을 가진 그리스어 'Proteios'에서 유래된 단백질은 이름처럼 생체 기능에 중요한 역할을 하는데 아미노산의 배열에 따라 독자적인 구조를 가진다.

구성 성분이나 기능에 따라 단백질을 분류하고 각각의 종류와 기능을 살펴본다. 단백질의 가장 기본 단위인 아미노산(Amino Acid), 우리 몸에서 합성할 수 없거나 아주 조금만 합성되기 때문에 꼭 식사를 통해 섭취해야 하는 아홉 가지 필수아미노산에 대해서도 알아본다.

단백질의 소화와 흡수, 그리고 단백질의 대사 과정인 아미노산풀(Amino Acid Pool)에 대해서 공부한다. 신체 조직의 구성 성분이며 효소, 호르몬 등의 재료인 단백질의 기능에 대해 자세히 살펴본다.

양질의 식이단백질을 평가하는 생물학적인 방법(단백질 효율, 생물가, 단백질 실이용율)과 화학적인 방법(화학가, 소화율이 고려된 아미노산가)에 대해 공부한다.

단백질 섭취 기준과 단백질의 결핍증 마라스무스(Marasmus), 콰시오커(Kwashiokor)와 단백질 과잉증에 대해 살펴본다. 단백질 급원 식품과 단백질 식품을 제한하는 채식주의에 대한 내용도 포함되어 있다.

에너지와 영양

에너지(Energy)는 물 1g이 1℃ 상승하는 데 필요한 열량으로 인체가 성장하고 활동하는 데 필요한 것이다. 단위는 칼로리(Calorie ; cal)로 표기하고, kcal로 쓰기도 한다. 식품 속에 들어 있는 탄수화물, 단백질, 지방, 알코

올을 통해서 에너지를 공급받을 수 있다. 에너지는 고에너지 화합물로 저장되어 필요할 때 사용되고 열을 발생시킨다.

에너지를 내는 영양소의 종류와 칼로리에 대해 알아보고, 또한 인체에 필요한 에너지를 얻기 위해 에너지를 소비하는 세 가지 경로에 대해 살펴본다. 세 가지 경로란, 인체의 생명 유지를 위해 소모되는 에너지인 기초대사량, 식품 섭취 후 소화·흡수·대사·이동·저장 과정에서 발생하는 에너지인 식사성 열 발생 에너지, 운동을 하거나 추위에 떨면서 골격근이 수축되어 소모되는 에너지인 신체 활동을 통한 에너지 소비이다.

현대인의 비활동적인 생활과 불균형적인 식사 패턴으로 인해 에너지 섭취량과 에너지 소모량 간의 불균형이 발생하면서 생기는 비만의 유병률이 세계적으로 증가하는 추세에 있다.

따라서 다이어트 프로그래머가 가장 관심을 기울여야 하는 것이 비만이므로 비만의 질병 위험, 원인, 분류, 진단, 치료 등에 대해 공부해야 한다.

음식을 찾아 먹게 하는 생리적인 반응인 공복감과 공복감이 없는데도 특정 음식을 먹고 싶어 하는 심리적 충동인 식욕을 비교해보는 것도 흥미롭다. 또한 왜곡된 신체 이미지를 가지는 심리적 장애로 인해 나타나는 식행동의 이상인 거식증, 폭식증, 마구먹기장애도 함께 알아본다.

수용성 비타민

물에 녹는 성질을 가진 비타민을 수용성 비타민(Water Soluble Vitamins)이라고 한다. 비타민 B복합체 여덟 가지와 비타민 C 등이 있다. 이들 비타민은 수용성이기 때문에 조리하거나 물로 씻는 과정에서 손실될 수 있다. 수용성 비타민은 몸에 저장되지 않고 소변이나 대변으로 배설되기 때문에

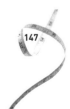

매일 식사를 통해 섭취해야 한다.

장기간 수용성 비타민의 섭취가 부족할 경우 결핍 증상이 나타날 수 있으며, 반대로 섭취량이 과다할 경우 과잉 증상이 나타날 수 있으나 지용성 비타민에 비해 독성이 적은 편이다.

수용성 비타민의 종류에는 비타민 C와 비타민 B 복합체가 있다. 비타민 B 복합체는 비타민 B_1으로 불리는 티아민(Thiamin), 비타민 B_2로 불리는 리보플라빈(Riboflavin), 니아신(Niacin), 비타민 B_6, 엽산(Folate), 비타민 B_{12}, 판토텐산(Pantothenic Acid), 비오틴(Biotin)이다.

각 수용성 비타민의 구조와 특징, 흡수, 대사, 체내 기능, 함유 식품, 결핍증과 과잉증에 대해 자세히 살펴본다. 또한 수용성 비타민의 한국인 섭취 기준도 알 수 있다.

지용성 비타민

지용성 비타민(Fat Soluble Vitamins)은 말 그대로 지질에 녹는 비타민이다. 수용성 비타민과 큰 차이점은 흡수, 이동 등이 지질의 흡수 및 이동과 밀접하게 관련되어 있다는 점이다. 일반적으로 지용성 비타민은 소변으로 배설되지 않으므로 과잉 섭취할 경우 체내에 저장되어 과잉증을 나타낼 수 있다. 비타민 A, 비타민 D, 비타민 E, 비타민 K가 지용성 비타민이다.

각 지용성 비타민의 구조와 특징, 흡수, 대사, 체내 기능, 함유 식품, 결핍증과 과잉증에 대해 자세히 알아본다. 또한 각 지용성 비타민의 영양 상태를 평가하는 방법을 살펴본다. 지용성 비타민의 영양 섭취 기준표도 게재되어 있다.

다량 무기질

무기질(Minerals)은 비타민처럼 체내에서 합성하지 못하므로 반드시 식품을 통해 섭취해야 하는 필수 영양소다. 무기질은 소량이지만 골격과 치아 조직 등의 구성 성분으로 쓰이며, 심장 및 근육 운동, 신경의 자극 전달 등 신체 기능을 조절하고 유지하는 데 중요한 역할을 한다. 우리 몸 안의 여러 대사 작용 및 생리 작용에 관여하는 효소나 호르몬의 중요한 구성 성분이기도 하다.

무기질은 인체 내에서 서로 다른 기능을 하고 있으며, 오랜 기간 부족하게 되면 결핍 증상이 나타나는 반면에, 과다하게 섭취하면 중독증을 일으키는 경우도 있으므로 적절하게 섭취해야 한다.

무기질은 필요량과 흡수되어 우리 몸 안에 존재하는 양 등에 따라 다량 무기질(Macrominerals)과 미량 무기질(Microminerals)로 분류한다. 다량 무기질은 하루 100mg 이상 섭취가 필요한 무기질로서 칼슘(Calcium ; Ca), 인(Phosphorus ; P), 나트륨(Sodium ; Na), 칼륨(Potassium ; K), 염소(Chlorine ; Cl), 마그네슘(Magnesium ; Mg), 황(Sulfur ; S)이 있으며, 주로 치아와 골격, 체액을 구성하고, 여러 가지 중요한 생리 기능을 조절하는 역할을 한다.

각각의 다량 무기질이 체내에서 어떠한 흡수·대사 과정을 거치는지 살펴보며, 각 무기질의 체내 기능, 함유 식품과 결핍증, 과잉증에 대해서 공부한다. 또한 다량 무기질의 한국인 섭취 기준도 알아본다.

미량 무기질

미량 무기질(Microminerals)에는 철(Iron ; Fe), 아연(Zinc ; Zn), 구리(Copper ; Cu), 불소(Fluorine ; F), 망간(Manganese ; Mn), 요오드(Iodine ; I), 셀레

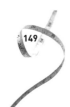

늄(Selenium;Se), 몰리브덴(Molybdenum;Mo) 등이 있다. 미량 무기질은 하루에 필요한 양이 매우 적고 인체에 존재하는 양도 매우 적지만, 인간이 생명을 유지하는 데 있어서 꼭 필요한 영양소다.

미량 무기질의 흡수와 대사, 체내 기능, 결핍증과 과잉증, 함유 식품 등에 대해 공부하며, 미량 무기질의 한국인 섭취 기준도 알아본다.

생애 주기별 특성과 영양

인체는 일생 동안 다양한 신체적, 생리적 변화를 경험하게 되는데 이러한 생애 주기를 영아기(0~1세), 유아기(1~5세), 아동기(6~11세), 청소년기(12~19세), 성인기(20~64세), 노인기(65세 이상)로 분류할 수 있다. 건강한 삶을 영위하기 위해서는 각 주기별로 적합한 영양 관리가 필요하다. 특히 고령화 사회로 진입하고 있는 현대 사회의 특징을 고려할 때 노인기의 건강 관리는 영아기의 영양 관리에서부터 시작된다는 예방 의학적 관점을 가지고 접근하는 태도가 필요하다.

각 생애 주기별 특성과 발달, 영양 상태 및 영양 관련 문제에 대해 공부한다. 각 생애 주기별로 젖병 치아우식증, 모유 수유와 건강, 주의력 결핍 혹은 과잉 행동증, 사춘기에 나타나기 쉬운 영양 불균형 문제, 폐경 증후군, 성인기 대사 증후군의 위험, 국민 암 예방 수칙 등 특징적인 내용도 알아본다.

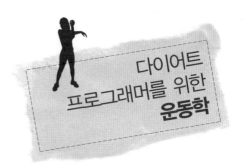

다이어트
프로그래머를 위한
운동학

운동을 하면 우리 몸은 일시적인 생리적 변화가 생긴다. 평소에 운동을 하지 않다가 갑자기 운동을 하게 될 때 호흡이 가빠지고, 심박수가 올라가고, 맥박수가 올라가며 혈액 순환이 빨라지는 현상을 경험한다. 운동을 일정 기간 이상 지속하면 장기적인 생리적 변화가 일어나게 된다. 체지방량이 감소하고 혈중 콜레스테롤 수치가 낮아져 비만 문제로 인한 합병증을 줄이는 데 큰 도움을 준다. 이런 연관 관계를 체계화하고 이론적 근거를 마련한 것이 운동학이다.

운동학은 역학의 한 분야로, 운동을 할 때 우리 몸에 나타나는 현상의 변화를 연구하며, 인체생리학적인 지식을 바탕으로 하여, 어떻게 하면 운동을 잘 할 수 있는가, 어떠한 운동이나 운동 방식이 인체의 생리적인 변인

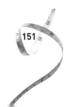

들에 긍정적인 영향을 미치는가에 대해 연구한다.

다이어트 프로그래머는 왜 운동학을 배워야 하는가?

건강에 대한 현대인의 관심이 커지면서 체중 조절과 체력 증진을 위한 운동의 중요성이 강조되고 있다. 운동학은 크게 자연과학과 인문과학 측면으로 나눌 수 있는데 자연과학에는 운동생리학, 운동역학, 스포츠의학, 스포츠재활 등이 속해 있고, 인문과학에는 스포츠경영, 스포츠사회학, 스포츠심리학, 운동학습 및 발달 등의 영역들이 있다. 물론 모든 스포츠 학문이 도움이 되겠지만 다이어트 프로그래머에게는 특히 운동생리학이 중요하다. 운동생리학은 인체생리학의 응용 학문으로, 규칙적인 운동을 통한 신체 조성의 긍정적인 변화를 알아야 하는 다이어트 프로그래머들이 꼭 배워야 하는 과목이다.

다이어트 프로그래머 3년차 경력의 성수정 실장이 말하는 운동학.

"대학에서 영양학을 전공했기에 운동학에 대한 접근성이 떨어졌어요. 한참 몸짱 열풍이 불 때였는데, 일부 고객들이 오버 트레이닝을 하는 것이었어요. 과훈련증후군 증상, 즉 맥박이 빨라지고 피로감이 늘고 스트레스 호르몬 수치가 높아져 운동을 해도 더 이상 즐겁지 않은 상태가 되었지요. 과유불급이라고 운동도 지나치면 오히려 안 하는 것만 못하다는 것을 고객들도 알아야 해요. 이럴 때, 규칙적인 운동이 심혈관 시스템에 얼마나 효과적인지 운동학 공부를 하지 않았다면 설득력 있는 설명이 불가능했겠죠. 영양학만 전공했던 제가 다이어트 프로그래머 공부를 하지 않았다면 다이어트에서 영양과 운동의 밸런스가 중요하다는 것을 어찌 알았겠어요?"

다이어트 과정에서만 운동요법이 필요한 것이 아니라 요요현상을 막기 위해서도 운동요법은 필수다. 다이어트 성공 후 요요현상 없이 5년 이상 몸무게를 유지한 이들의 대부분이 운동에 대한 선호도가 무척 높아 주 3회 이상 꾸준히 운동을 한다. 따라서 신뢰도 높은 상담을 하려면 운동학에 대한 깊은 이해가 필요하다.

운동학은 운동의 종류와 방법, 운동 시 사용되는 근육 등의 내용도 포함하고 있어 실제적으로 다이어트 프로그래머로 종사하고 있는 여성들은 생소하게 느낄 수 있다. 그렇지만 강의는 비전공자들도 이해할 수 있는 쉬운 내용으로 구성되어 있으므로 책 속의 표와 그림을 참고하여 처음부터 차근히 하나씩 배워나간다면 크게 어려울 것이 없다.

다이어트 프로그래머가 배워야 할 학문인 운동학에 대해 간단히 소개한다. 다이어트 프로그래머가 중점적으로 배워야 할 부분 위주로 간략히 살펴보자.[13]

건강을 위한 체력과 웰니스의 이해

건강에 관한 전반적인 내용을 다룬다. 운동의 여섯 가지 건강 효과와 운동이 건강을 보장하지는 않는다는 내용도 포함하고 있다. 건강과 관련 있는 체력의 다섯 가지 주요 구성 요소인 심폐 체력, 근력, 근지구력, 유연성, 신체 조성에 대해 살펴본다.

신체적, 정서적, 지적, 영적, 사회적 건강을 포함하는 최적의 건강 상태를 일컫는 웰니스에 대해 살펴보며, 체력을 향상시키는 동기 부여와 운동 목표 설정에 대해서도 알아본다.

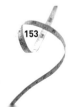

체력 평가 : 자가 검사

다이어트 프로그래머는 운동을 처방하고 적용하기 전에 각 개인의 체력 수준과 신체 조성 상태를 파악할 수 있는 지식을 갖추고 있어야 한다.

운동 프로그램을 시작하기 전에는 개인의 건강 상태와 체력을 평가하는 것이 중요하다. 나이, 성별에 따른 일반적인 지침에 대해 알아본다.

앞에서 배운 건강 관련 체력의 다섯 가지 구성 요소에 해당하는, 체력 수준 평가를 위한 현장 검사 방법을 알아본다. 심폐 체력은 지구력 형태의 운동을 수행하는 능력을 의미하며 1.5마일 달리기 검사, 1마일 걷기 검사, 자전거 에르고미터 체력 검사, 스텝 검사 등의 현장 검사를 할 수 있다. 근력은 가장 보편적인 방법인 1RM 검사를 통해 알 수 있고, 근지구력은 팔굽혀펴기와 윗몸일으키기로 측정할 수 있다. 유연성은 앉아 윗몸굽히기와 어깨 유연성 검사로 측정한다.

신체 조성은 건강과 관련 있는 체력의 중요한 구성 요소다. 신체의 지방량은 피하지방 측정법, 체질량 지수, 허리·엉덩이 둘레 비율을 기초로 측정한다.

운동의 종류, 일반적 원리, 운동량

체력과 건강을 향상시키는 운동은 어떠한 것이 있는지 운동의 종류와 원리는 무엇인지, 어느 정도 운동을 해야 하는지를 알아본다.

체력과 관련 있는 과부하의 원리, 진전의 원리, 특정성의 원리, 회복의 원리, 트레이닝 효과의 가역성 등의 개념을 배운다. 운동 처방의 일반적인 원리와 준비 운동과 정리 운동의 생리적인 목적에 대해서도 공부한다. 운동 처방 설계에 있어 운동을 개별화하는 것이 왜 중요한지 알아보며 이때 고려해야 하는 요인에 대해서도 살펴본다.

건강 효과를 달성하기 위해 요구되는 최소 수준의 신체 활동을 의미하는 건강 효과의 역치에 대해 알아보며 이 역치에 도달하기 위해 필요한 운동의 정도에 대해 살펴본다.

운동 처방 지침 : 심폐 체력

체력을 향상시키기 위한 심폐 체력의 운동 처방 기법에 대해 살펴본다. 심폐 체력을 위한 운동 처방을 논의하기 이전에 심폐 체력의 효과와 유산소 운동을 하는 동안 신체가 어떻게 반응하는지에 대한 기본적인 개념을 알아야 한다.

운동하는 동안의 순환계와 호흡계의 역할을 살펴보며, 산소를 운반하고 사용하는 최대 능력인 VO_2max에 대해 공부한다. 심폐 체력의 향상에 사용되는 트레이닝 기법인 크로스 트레이닝, 지속적 트레이닝, 인터벌 트레이닝, 파트렉 트레이닝의 원리와 방법을 익힌다. 또한 유산소 운동을 하였을 때 심혈관계, 호흡계, 골격근에서 일어나는 주된 변화와 함께 이러한 변화에 인체가 어떻게 적응하는지에 대해 알아본다.

근력과 근지구력의 향상

건강과 관련 있는 체력을 향상시키기 위한 근력과 근지구력의 운동 처방 기법에 대해 배운다. 근력과 근지구력의 향상에 따른 여러 가지 효과들을 간략하게 살펴보는 것으로 공부를 시작한다. 근육의 구조와 인체의 주요 근육 등 근력과 지구력 발달을 위한 생리학적 기초에 대해 공부한다.

근육은 수축 형태에 따라 등장성과 등척성 수축으로 분류된다. 각 근육

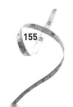

의 수축 원리와 특징을 살펴본다. 지근섬유, 속근섬유, 중간 형태의 섬유 등 다양한 종류의 근섬유의 특징에 대해서도 알아본다.

근력과 근지구력을 결정하는 두 가지 요인에 대해 살펴보며, 근력 트레이닝에 대한 반응으로 골격근에 일어나는 생리적 주요 변화를 살펴본다. 또한 근력과 근지구력 향상을 위한 프로그램 작성 시 알아야 할 일반적인 원칙과 근력과 근지구력을 향상시키기 위한 다양한 형태의 트레이닝 프로그램을 살펴본다. 근력 운동 시 분비되는 호르몬의 합성, 저장, 분비, 역할 등과 함께 운동에 따른 근조직과 호르몬의 상호관계 등 신경내분비 반응에 대해서도 알아본다.

유연성의 향상

체력을 향상시키기 위한 유연성 운동 처방 기법을 알아본다. 유연성은 관절의 전체 동작 범위에 걸쳐 자유롭게 움직일 수 있는 능력을 말한다. 신체 구조의 차이 때문에 개인마다 유연성에 차이는 있지만 고정된 특성은 아니다.

관절 이동성의 증가, 요통 문제의 예방 등 유연성을 향상시킬 경우 나타나는 효과에 대해 알아보며, 유연성에 대한 인체의 구조적 한계와 스트레치 반사 등 생리적 한계에 대해 살펴본다.

마지막으로 유연성 향상을 위한 운동 처방은 무엇인지, 일반적으로 잘못 알고 있는 유연성 향상 운동과 대체할 수 있는 운동 동작에 대해서도 알아본다.

운동, 음식 섭취, 체중 조절

신체의 지방 조절에 대한 일반적인 개요를 알 수 있다. 이상 체중을 결정하는 원리와 일생 동안 바람직한 체중을 유지하는 것과 관련된 원리를 알아본다.

비만의 정의, 비만의 잠재적인 원인과 비만과 질병의 이환율을 알아본다. 최적의 체중과 지방량은 얼마인지 살펴보고 에너지 섭취량과 소비량에 따른 체중 조절의 에너지 균형에 대해서도 배워본다.

종합적인 체중 조절 프로그램의 네 가지 기본적인 구성 요소와 내용, 일생 동안 지속해야 할 체중 조절의 중요성을 알아본다. 체중 조절과 관련한 여러 가지 잘못된 인식에 대해 살펴보고, 신경성식욕부진증, 폭식증 등의 식이 장애도 살펴본다. 끝으로 체중 증가를 위한 운동과 음식 섭취의 방법에 대해서 알아본다.

심혈관계 질환 예방

심혈관계 질환은 전 세계적으로 중요한 문제다. 이것으로 인해 매년 수백만 명이 사망한다. 그러므로 국민들의 건강 증진을 위해 심혈관계 질환의 위험을 감소시키기 위한 국가적 전략의 개발이 최우선적으로 이루어져야 한다.

수백 가지 질병이 정상적인 심혈관계 기능을 저하시키지만, 네 가지 보편적인 심혈관계 질환인 세동맥경화증, 관상동맥질환, 뇌졸중, 고혈압에 대해서 중점적으로 살펴본다. 관상동맥질환의 발병과 관련된 주요 위험 요인인 흡연, 고혈압, 높은 혈중 콜레스테롤 수치 등과 기여 위험 요인인 당뇨병, 비만, 스트레스에 대해 알아본다. 또한 관상동맥질환의 발병 위험을 감소시킬 수 있는 요인들에 대해서도 살펴본다.

스트레스 관리와 행동 수정

주변 환경 가운데 우리를 불편하게 만드는 것들에 대한 생리적, 심리적인 반응을 스트레스라고 한다. 건강 증진에 영향을 미치는 요소 중 하나가 스트레스 관리다.

스트레스를 해소하고 질병과 사고의 위험을 감소시키는 것을 목표로 하는 행동 수정의 개념과 스트레스 관리에 대한 전반적인 내용을 알아야 한다. 스트레스를 초래하는 요인과 질병과의 관계를 살펴본다. 스트레스 관리의 단계와 보편적인 스트레스 대처 방법인 점진적 이완 트레이닝에 대해서도 공부한다.

행동 수정에 대한 일반적인 모형과 건강에 부정적인 영향을 미치는 행동을 바꾸기 위한 행동 수정의 예를 알아본다. 마지막으로 사고에 대한 위험 요인과 사고 위험을 줄일 수 있는 예방 단계를 살펴본다.

운동과 환경

환경, 즉 기온에 따른 운동의 영향과 적응에 관해 배워본다. 운동을 계획할 때 고려해야 하는 보편적인 환경적 위험을 알아보고, 환경적인 스트레스에 대처하는 방법들을 살펴보며, 여러 환경적 상황이 운동 능력에 미치는 영향에 대해서 알아본다.

운동을 하는 동안 인체의 열은 어떻게 상실되는지와 더운 환경에서 운동할 때의 주의할 점, 복장에 대해 알아본다. 또한 추운 환경에서의 운동이 우리 몸에 미치는 영향과 적절한 운동 복장에 대해서도 알아본다.

고지대에서 운동을 할 때의 인체의 생리적 변화와 그 이유에 대해서도 살펴본다. 마지막으로 운동 능력에 영향을 미치는 두 가지 주된 대기 오염 물질인 오존과 일산화탄소에 대해 알아보며, 대기 오염의 영향을 최소화하면서 운동할 수 있는 방법에 대해 공부한다.

특정 집단을 위한 운동

여성, 아동, 노인, 당뇨병 환자들의 운동 처방에 관해 다룬다.

여성의 체격 및 인체 조성에 대해 알아보며 남성과 여성의 운동 시 유사점과 차이점에 대해 살펴본다. 여성을 위한 저항훈련 프로그램의 설계와 특징에 대해 알아본다. 운동이 월경, 임신에 미치는 효과와 주의 사항에 대해 살펴본다.

아동기에는 성장과 발달이 굉장히 중요하다. 근육, 뼈의 성장과 근력의 발달적 변화에 대해 살펴보며 아동의 체력 검사를 위한 야외 검사, 임상 운동검사에 대해서도 살펴본다. 운동에 대한 아동의 생리적 반응인 대사 반응, 심혈관 반응, 폐 반응에 대해 알아본다.

체력 검사를 통해 아동의 운동요법을 처방하는 방법을 알아보며, 저항 운동 시 주의점, 강도, 시간, 빈도 등에 대해서도 공부한다. 또한 아동이 신체 활동을 할 때의 이점과 부모, 학교, 프로그램 관리자의 역할에 대해서도 살펴본다.

전체 인구 당 65세 이상의 노인 인구 비율이 계속적으로 증가하고 있는 추세다. 이러한 사회 변화에 맞추어 노인의 건강에도 신경을 써야 한다. 신장, 체중, 골밀도 등 노인의 신체 변화에 대해 알아보며, 운동 검사 시 주의할 점도 살펴본다. 심혈관 체력을 증진시키는 운동 처방과 근력을 증

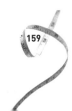

진시키는 저항 훈련에 대해 살펴본다.

당뇨병은 높은 혈액 글루코스 수준으로 특징되는 대사적 장애로 제1형 당뇨병과 제2형 당뇨병으로 구분한다. 이러한 당뇨병은 식사, 운동, 약물 요법으로 치료할 수 있다. 운동이 당뇨병에 미치는 효과에 대해 살펴보며, 치료를 위해서는 운동 시간, 강도, 빈도 등의 운동 형태를 어떻게 조절해야 하는지에 대해 알아본다. 제1형 당뇨병 환자들이 운동 시 주의해야 할 점, 장기간 운동을 조정하거나 금해야 하는 경우도 알아본다. 또한 운동 전후에 반드시 해야 하는 자가 혈당 측정에 관해서도 살펴본다.

운동과 관련된 부상의 예방과 재활 치료

규칙적인 신체 활동에 참가하는 거의 모든 사람들이 한 번 또는 그 이상 운동과 관련된 부상을 경험하게 된다. 운동 시 발생할 수 있는 부상의 원인과 예방을 위한 지침, 재활 치료에 대해 알아야 한다.

대표적인 신체 활동인 달리기와 관련된 부상 위험을 살펴보며 부적절한 스트레칭 기법, 부적합한 신발, 다리와 발의 정렬 이상 등에 대해 살펴본다.

운동과 관련된 부상의 주요 원인인 과훈련증후군의 징후와 증상에 대해 알아보며, 방지하기 위한 방법도 알아본다.

보편적인 부상인 요통, 급성근육통, 지연발생근육통, 근육 좌상, 인대 염좌, 연골 손상의 원인과 예방법을 자세히 살펴본다. 또한 하체의 보편적인 부상인 슬개골-대퇴골통증증후군, 정강이 부상, 긴장 골절의 원인과 예방, 치료에 대해서 알아본다. 운동에 따른 부상의 위험을 감소시키는 다섯 가지 핵심적인 방법에 대해 공부한다.

마지막으로 부상의 치료와 재활 과정에 대해 공부한다. 운동과 관련 있는 부상 치료의 절차인 휴식(Rest), 얼음(Ice), 압박(Compression), 상승(Elevation)의 결합인 R.I.C.E에 대해서도 자세히 공부한다. 부상 재활을 위해 효과적이고 새로운 기법인 한랭기법에 대해서도 살펴본다.

일생 동안의 체력 단련

현대인들은 단순히 오래 사는 것에 만족하지 않고 건강하게, 행복하게 사는 것을 원한다. 일생 동안 건강한 생활 습관과 운동을 지속하는 데 도움이 되는 방법을 알아본다.

체력을 단련하는 데 중요한 측면인 목표 설정, 신체 활동 선택, 운동 시간의 규칙성, 노화에 따른 신체활동 프로그램의 변경 등에 대해서도 살펴본다.

『기적의 다이어트 밥상』 이경영, 조선앤북, 2010.

34kg 감량 후 요요현상 없이 15년을 유지한 저자의 다이어트 밥상을 공개한다. 먹는 즐거움을 포기하지 않고 세끼 모두 챙겨 먹고도 살을 빼는 다이어트 요리 레시피 118가지를 소개하고 있다. 50㎉에서 400㎉까지 칼로리별 음식과, 고도 비만에서 하체 비만까지 체형별 식단 전략을 소개한다.

『살빼기 요요현상과의 승부』 이경영, 조선일보 생활미디어, 2009.

다이어트 성공 후 다시 살찌지 않고 체중을 유지해온 이경영 박사가 전하는 요요 극복의 비법이 펼쳐진다. 과학적이면서도 쉬운 살 빼기 방법과 요요현상 극복 방법을 알려준다. 또한 요요현상을 부르는 '원 푸드 다이어트', 요요와 작별하는 '세 가지 식습관의 비밀', '커진 위를 줄이는 방법' 등 바로 실행 가능한 정보를 수록했다.

『다이어트 영양학』 이경영·김소영 공저, 대한미디어, 2008.

이상적인 식이요법을 위해 필요한 영양학을 알기 쉽게 풀어 썼다. 탄수화물, 단백질, 지방, 비타민, 무기질 등 다양한 영양소들의 기능과 특징이 소개되어 있으며, 영양소 섭취량에서는 한국인 영양 섭취 기준(2005)을 근거로 하여 최신 경향을 반영하였다.

『살빼기 2주의 승부』 이경영, 조선일보 생활미디어, 2007.

건강에 무리가 가지 않고, 요요현상도 없는 운동 방법과 식이요법 위주로 성공 사례를 소개한다. 2주 다이어트 다이어리를 이용해 다이어트 준비에서부터 다이어트를 끝낸 후 지켜야 할 내용 등을 제시한다.

『28일 다이어트』 이경영, 중앙 M&B, 2003.

살을 뺀 99%의 사람들이 무서운 요요현상으로 인해 5년 안에 원래의 체중으로 되돌아간다. 몸 안의 노폐물을 없애는 청정 식이요법, 살찌는 습관을 없애주는 행동수정요법, 체지방을 줄이는 운동요법 등 요요현상을 없애는 다이어트 방법을 제시한다.

『한국인 영양섭취기준』 한국영양학회, 2005.

평균 필요량, 권장 섭취량, 충분 섭취량, 상한 섭취량 네 가지로 구성해 분류하고 있다. 연령대별 필요한 에너지량과 영양소 기준을 소개한다. 책 뒤편에 식사 구성안과 외국의 영양섭취기준에 관하여 기술하고, 부록 CD에 한국인 영양섭취기준 식품영양가표를 수록하였다.

『내가 먹는 것이 바로 나』 허남혁, 책세상, 2008.

사람만이 아니라 자연, 사회, 지구를 살리는 먹을거리 선택 방법을 제시한다. 한국인 먹을거리의 총체적 관계망을 고민하고 탐색한다. 먹을거리의 경제적 가치뿐만 아니라 생산자들의 생계와 공동체 유지, 환경 보전, 국민 건강과 같은 문제들 역시 중요하다는 관점에서 먹을거리의 정치경제학 내지 사회학, 생태학을 제시하고 있다.

또한, 윤리적이고 책임 있는 먹을거리 소비, 즉 먹을거리 생산자와 소비자의 윤리와 책임 및 슬로푸드, 친환경 유기 농업과 같은 사회적 연대를 강조한 대안의 움직임들을 소개한다.

『헝그리 플래닛』 피터 멘젤·페이스 달뤼시오 공저, 월북, 2008.

전 세계 사람들이 무엇을 어떻게 먹고 있는지를 살펴보는 책이다. 24개국을 돌면서 총 30가족을 만나 가족 구성원들이 일주일 동안 소비하는 식품과 그들의 일상을 글과 사진에 담아내었다. 자연 식품보다는 가공 식품 위주로 구성된 식단을 적나라하게 보여준다. 이를 통해 현대 식생활의 모순을 파헤친다.

『내 몸을 되살리는 친환경 다이어트』 폴라 베일리 해밀턴, 북센스, 2008.

환경호르몬과 약물이 우리 몸에 들어가서 호르몬 교란 등을 일으켜 비만을 조장하는 역학적 관계를 알 수 있다. 저자 폴라 베일리는 살찌는 원인은 잔류 농약, 중금속, 합성 화학물질 등의 유해 화학물질이 신경계와 호르몬의 조절 기능을 교란시키고, 몸의 체중조절 시스템을 망가뜨리기 때문이라고 말한다.

그러므로 무분별한 칼로리 제한으로 인한 체중 감량을 할 것이 아니라 몸 안의 천연 체중조절 시스템이 제대로 작동하도록 그 기능을 회복시키는 데 집중해야 함을 강조한다. 몸속 시스템을 스스로 되돌리고, 자연의 순리에 맞춰 체중이 유지되도록 설정하는 게 바른 다이어트 법임을 말한다.

『비만의 제국』 그렉 크리처, 한스미디어, 2004.

비만 전염병의 근원지 미국의 이야기를 하고 있다. 여러 가지 문제점을 제기하는 한편, 텍사스 샌안토니오 학교들의 성공적인 학생 비만율 감소 사례, 스탠퍼드 대학의 레너드 엡스타인이 실시한 아동 비만율 감소 사례, 로스앤젤레스 아동종합병원의 프랜신 코프먼 박사의 체력단련 프로그램 사례 등 학교와 부모, 사회, 국가가 할 수 있는 성공적인 비만 방지

사례와 대안을 다양하게 보여준다.

미국이 비만 국가가 된 것은 불과 20~30년밖에 되지 않았다. 우리나라도 식습관이 미국과 유사해지고 있으며 이미 비만 초기 증세가 나타나고 있는 만큼 스스로 경각심을 일깨울 때라는 경고를 하고 있다.

『세계는 뚱뚱하다』 배리 팝킨, 시공사, 2009.

기아의 신음 소리가 큰 만큼 비만에서 탈출하고자 하는 호소도 크다. 아이러니다.

배리 팝킨 미국 노스캐롤라이나대 영양학 교수가 이 책을 통해 세계화와 비만의 관계를 파헤친다. 생활 양식의 변화가 우리 신체에 미치는 영향을 30년 넘게 연구해온 저자는 전 세계의 골칫거리인 비만의 원인이 기술발전과 세계화, 정부 정책과 식품 산업이 사람들의 음식 섭취와 행동 방식을 바꾸었기 때문이라고 주장한다.

한국의 예도 있다. 한국의 비만 인구는 소득 수준에 따른 예상치의 3분의 1에 그칠 만큼 건강한 나라였으나 WTO 가입 이후 채소 섭취가 줄고 비만이 급증했다며, 세계적으로 건강에 좋다고 알려진 한국 요리들도 빠른 속도로 서구화하고 있음을 안타까워한다.

『먹고 싶은 대로 먹인 음식이 당신 아이의 머리를 망친다』

오사와 히로시, 황금부엉이, 2009.

공부 잘하는 아이로 키우기 위해 부모는 일류 학원 강사를 섭외하고 최고의 과외 그룹에 끼워넣으려 한다. 하지만 그것으로 될까? 아이의 머리에 결정적인 영향을 미치는 것은 좋은 학원보다 매일 먹는 음식이다. 부모가 가볍게 선심 쓰듯 사주는 햄버거와 과자가 아이를 범죄자로 만들 수도 있다면 믿겠는가? 밥과 국을 기본으로 한, 어머니의 어머니 대부터 받아온 밥상으로 아이를 현명하게 만들 수 있다면 믿겠는가?

저자 오사와 히로시는 패스트푸드, 인스턴트식품이 아이에게 미치는 영향을 고발했다. 영양소가 결핍될 경우 주의력 산만, 과잉행동장애, 범죄, 정신분열 등이 나타날 수 있음을 사례를 들어 증명해보인다. 물론, 음식을 바꿔 호전된 예도 든다.

다이어트 프로그래머로
상담하기

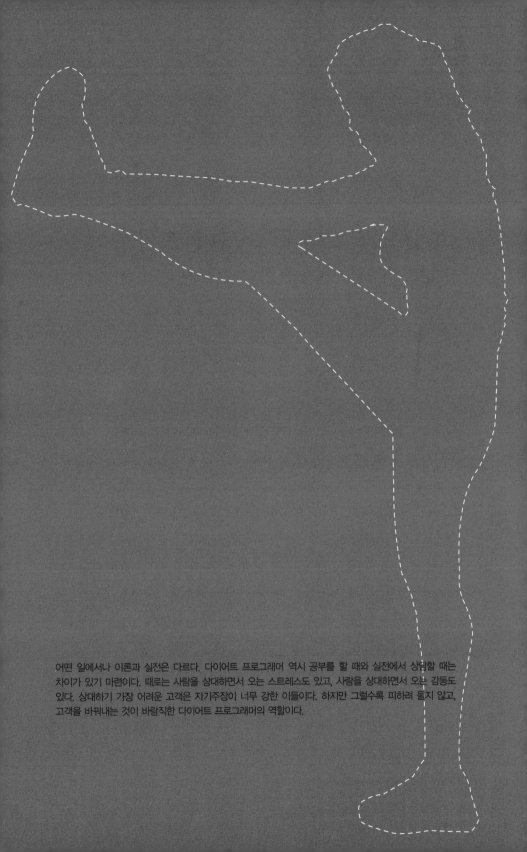

어떤 일에서나 이론과 실전은 다르다. 다이어트 프로그래머 역시 공부를 할 때와 실전에서 상담할 때는 차이가 있기 마련이다. 때로는 사람을 상대하면서 오는 스트레스도 있고, 사람을 상대하면서 오는 감동도 있다. 상대하기 가장 어려운 고객은 자기주장이 너무 강한 이들이다. 하지만 그럴수록 피하려 들지 않고, 고객을 바꿔내는 것이 바람직한 다이어트 프로그래머의 역할이다.

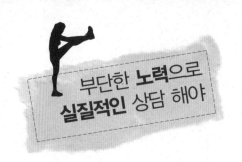
부단한 **노력**으로
실질적인 상담 해야

　대학교 2학년 때, '그래! 내가 원한 게 이거였어.' 하고 다이어트 프로그래머의 길로 접어든 정효정 씨는 지나온 시간을 돌이켜 볼 때면 자주 웃음을 짓게 된다.

　당시, 함께 운동하는 선배들을 보면 이해할 수 없는 면이 있었다. 그들은 다이어트를 하고 싶다며 매일같이 운동을 하였고, 운동으로 모든 것이 해결된다고 생각하였다. 운동 후엔 언제나 푸짐한 고기와 술을 먹으며 행복해하였지만 갈수록 풍선처럼 부풀어 오르는 배를 숨길 수 없었다. 그 모습을 보면서 운동을 저렇게나 열심히 하는데 왜 살이 빠지지 않을까에 대해 고민하게 되었다. 그리고 식이 조절이 반드시 병행되어야 한다는 것을 알게 되면서 다이어트 프로그래머에 대해 관심을 갖게 되었다.

그때부터 무엇을 어떻게 준비해야 할까 고민하다가 한국다이어트프로그래머협회를 알게 되어 졸업 전에 반드시 자격증을 취득해야겠다고 결심하였다. 운동학, 생리학, 영양학, 비만학 공부를 시작했다. 접해본 적이 없는 영양학과 비만학에 대한 부담이 있었지만, 사람이 왜 비만하게 되는지, 또 같은 탄수화물이라도 단당보다는 복합당이 더 좋다는 사실 등 새로운 지식을 쌓으며 재미있게 공부할 수 있었다.

마침내 꿈에 그리던 곳에서 원하던 모습으로 일을 할 수 있게 되었다. 아무것도 모르는데 과연 잘할 수 있을까, 정말 최선을 다 해야지, 라는 생각으로 임하였다.

어떤 일에서나 이론과 실전은 다르다. 다이어트 프로그래머 역시 공부를 할 때와 실전에서 상담할 때는 차이가 있었다. 때로는 사람을 상대하면서 오는 스트레스도 있었고, 때로는 감동도 있었다. 상대하기 가장 어려웠던 고객은 자기주장이 너무 강한 이들이었다. 살을 빼려면 세끼를 다 먹어야 한다고 말하면 자신은 아침을 먹지 않아야 빠진다고 하거나, 또 저녁에 커피를 마셔도 잠을 잘 잔다고 하는 등 이런 경우에는 대처법을 몰라 난감하기도 했다. 하지만 그럴수록 피하면 안 된다는 생각이 들었고, 고객을 바꿔내는 것이 다이어트 프로그래머의 역할이라는 생각을 하게 되었다. 이후, 고객에게 하루 한 가지씩만 고칠 것을 권하며 따라와달라고 부탁했다. 그러자 효과가 나타나기 시작했다. 데이터 상의 감량이 있었고, 성격도 밝고 긍정적인 모습으로 바뀌었다. '아 이것이 보람이고 감동이구나.' 라는 생각이 들었다. 어느덧 다이어트 프로그래머가 된 지 3년이 되어가지만 정효정 씨는 일을 하면 할수록 알아야 할 것이 많아진다고 한다. 해가 거듭될수록 고개를 숙이게 만드는 이 일의 특성이 곧 다이어트 프로그래

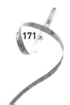

머의 매력임을 느낀다고.

정효정 씨의 경우처럼 다이어트 프로그래머에게 가장 필요한 것은 다이어트와 관련한 풍부한 지식과 실력으로 상담을 성공적으로 이끌어내는 노하우다.

자, 다이어트 프로그래머는 실질적으로 어떤 내용들을 가지고 고민하고 상담하는지 들여다보자.

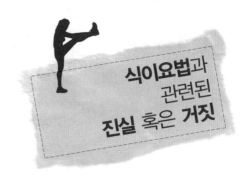

Q 하루에 한두 끼만 먹으면 살이 빠지나요?

저녁은 먹지 않고 아침과 점심만을 먹으면서 다이어트하고 있습니다. 몇 달이 지나니 체중은 줄었는데 치아가 약해지고 피부도 거칠어지는 것 같아 비타민 보충제와 같은 영양제를 함께 먹고 있습니다. 다이어트를 하는 과정에서 하루 한 끼를 굶는 것이 영양적으로 불균형 현상을 초래할 수 있나요?

A 한국영양학회의 한국인 영양 섭취 기준에 따르면 20대 여성의 일일 에너지 권장량은 2100㎉지만 다이어트를 하려면 1600㎉ 정도 섭취하는 것이 좋습니다. 일반적으로 하루에 500㎉ 정도를 적게 먹는 것이 몸에 무

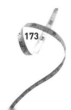

리를 주지 않고 다이어트하는 데 효과가 있기 때문입니다.

식사로 따지면 3분의 2 공기씩 세끼를 먹는 개념이 됩니다. 아침이나 저녁을 먹지 않는 등 하루 세끼를 챙겨 먹지 않는 다이어트는 총 칼로리 섭취를 줄여 체중이 줄어들 수는 있지만 식사 사이 공복 시간이 길어져 오히려 지방의 흡수율이 높아질 수 있습니다.

또한 공복이 길어지면 맥박수가 떨어져서 기초 대사량이 감소할 수 있습니다. 기초 대사량은 체온 유지나 호흡, 심장 박동 등 기초적인 생명 활동을 위해 필요한 최소한의 에너지량을 말합니다. 이러한 기초 대사량은 다이어트에 굉장히 중요한 영향을 미치며 기초 대사량이 높을수록 다이어트에 유리하다고 할 수 있습니다. 또한 에너지 섭취량이 줄게 되면서 비타민과 무기질의 섭취도 같이 줄어드는 경향이 있기 때문에 다이어트 중에는 과일과 야채를 자주 먹어 부족한 비타민과 무기질을 채워야 합니다.

한편, 많은 사람들이 시간이 없어서 아침을 거르는데, 그럴 경우 밤사이 낮아진 혈당이 그 상태로 유지되기 때문에 뇌 활동과 인슐린 작용이 원활히 이루어지지 않습니다. 또 점심, 저녁 식사 때에 폭식을 유발합니다. 폭식은 다이어트의 천적이지요. 아침 식사는 우리 몸의 기초 대사량을 높일 수 있습니다. 꼭 챙겨야 합니다.

곧, 다이어트는 하루 세 끼니를 정해진 시간에 꼬박꼬박 먹되 그 양을 줄이고, 식단을 다양화하는 데 성공 여부가 달려 있습니다. 그 대신 식단을 짤 때에는 아침 식사는 신진대사를 높여 다이어트에 도움이 되므로 가장 많이, 그러나 상대적으로 저녁은 식사 후 활동량이 줄고 집에서 휴식을 취하는 경우가 많으므로 되도록 가볍게 하는 것이 바람직합니다. 만약에 식사를 할 시간이 없다면 삶은 감자나 고구마, 계란, 신선한 채소와 과일 등으로 대체하는 것이 좋습니다.

Q 지방은 칼로리가 높으니까 안 먹는 것이 좋을까요?

지방은 다이어트의 적이라는 이야기를 듣고 지방이 들어간 음식은 전혀 먹고 있지 않습니다. 혹시 지방이 들어간 음식을 너무 제한할 경우 생길 수 있는 문제점이 있을까요? 지방을 조금이라도 섭취하는 것이 좋을까요?

A 다이어트를 하는 사람들이 많이 하는 식이요법 중 하나가 지방의 섭취를 조절하는 것입니다. 물론 지방은 1g당 9kcal의 에너지를 내기 때문에 다른 영양소에 비해 칼로리가 높아 에너지 섭취량을 고려하면 줄여야 하지만, 모든 지방이 나쁘다고 말할 수는 없습니다.

우리 몸에서 지방은 꼭 필요한 존재입니다. 우리 몸의 세포를 보호하고 있는 세포막을 안전하게 하고, 성호르몬을 합성하는 역할을 가지고 있어 지나친 저지방식은 무월경 증상을 일으킬 수 있습니다. 우리의 뇌 역시 지방이 필요합니다. 여러 가지 화학적 메시지를 전달하는 뉴런은 지방이 보호하고 있습니다.

칼로리가 적고 포만감이 높아 대표적인 다이어트 식품으로 손꼽히는 토마토에는 라이코펜(Lycopene)이라는 좋은 성분이 함유되어 있는데, 라이코펜은 지방을 함께 섭취하지 않으면 흡수되는 양이 줄어듭니다. 또한 지방은 지용성 비타민의 흡수에도 중요한 역할을 합니다. 지방이 다른 영양소에 비해 높은 에너지를 가지고 있다는 것에 너무 집착해 우리 몸의 기능에 꼭 필요한 좋은 지방인 필수지방산의 섭취까지 제한해서는 안 됩니다.

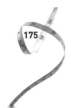

필수 지방산인 불포화 지방산에는 오메가-3 지방산(DHA, EPA), 오메가-6 지방산(리놀레산)이 있습니다. DHA는 두뇌 발달을 돕고, 시각 기능을 원활하게 하며, 혈중 콜레스테롤 수치를 줄여 혈액 순환을 원활하게 하는 기능을 가지고 있으며 동맥경화를 예방합니다. 또한 DHA는 뇌로 운반되는 영양소로서 신경 세포에서 시냅스의 재료로 쓰이며, 아세틸콜린 분비를 촉진시켜 치매 예방에도 도움을 줍니다. 등 푸른 생선, 즉 참치, 꽁치, 정어리, 고등어, 연어, 전갱이 등에 많이 함유되어 있습니다. 이외에도 호두나 땅콩, 아몬드와 같은 견과류는 칼로리가 높기는 하지만 적당히 먹으면 위장관에 콜레시스토키닌(CCK)의 분비를 증가시키기 때문에 공복에 효과적입니다. 따라서 공복에 빵이나 과자 대신 호두 여섯 개, 아몬드 열 알, 땅콩 스무 알 중 하나를 선택해서 먹는 것이 다이어트와 심혈관 질환 예방에 도움이 됩니다. 또한 포만감을 주기 때문에 식사 사이의 간식으로 섭취하면 다음 식사량을 줄일 수 있게 되므로 다이어트에 좋은 식품이라고 할 수 있습니다.

하지만 불포화 지방산이라고 해서 다 좋은 것은 아닙니다. 불포화 지방산의 탈을 쓰고 있는 트랜스 지방산은 주의해야 합니다. 트랜스 지방산은 식물성 지방의 산패를 막기 위해 인공적으로 수소를 첨가하여 화학 구조가 바뀐 것으로 포화 지방의 성격을 갖는 지방입니다. 이미 여러 연구를 통해 트랜스 지방산이 5%가 넘는 식품은 건강에 부정적 영향을 미친다는 사실이 밝혀졌습니다. 트랜스 지방산이 혈청 콜레스테롤 수치를 증가시키고 세포의 물질 대사를 방해한다는 것입니다. 또한 비만, 심장병, 암, 불임 등을 유발할 수 있다고 합니다.

트랜스 지방산의 섭취를 줄이려면 마가린, 쇼트닝을 사용한 패스트리,

케이크, 쿠키, 도넛, 프렌치프라이, 프라이드치킨, 감자칩, 튀김류 등을 피해야 합니다. 결국 육류와 버터를 먹지 않아도 빵과 과자를 먹으면 나쁜 지방을 잔뜩 먹게 되는 것입니다. 향긋한 버터와 지글지글 타면서 식욕을 자극시키는 육류보다 비린내 나는 생선과 떫은맛이 나는 견과류 등의 지방 식품을 선택하는 것이 좋습니다.

Q 물만 마셔도 살이 찌나요?

다이어트를 하는 사람들이 자주 하는 말이 있습니다. "저는 물만 마셔도 살이 쪄요." 실제로 물만 마셔도 살이 찌나요? 또 식사 중에 물을 많이 마시면 위액이 희석되어 소화를 방해하기 때문에 살이 더 찔 수 있다고 하는데 어떤 것이 진실인가요?

A 목마름과 배고픔을 혼동해 살이 찌는 경우가 많다고 전문가는 지적합니다. 많은 여성들이 갈증이 나서 물을 마셔야 할 때 오히려 밥을 먹는데 결과적으로 물을 마시지 않는 만큼 음식을 더 섭취하게 되어 살이 찌게 됩니다.

다이어트를 하는 많은 사람들이 이와 같이 물만 마셔도 살이 찐다고 생각을 하는 경우가 많은데, 물은 0㎉이기 때문에 살이 찔 수 없습니다. 그러나 물은 제 6의 영양소라고 할 만큼 신체 활동에 중요한 역할을 하고 있습니다.

수분은 혈액의 구성에서 높은 비율을 차지하는데, 우리 몸은 혈액을 통해 영양분과 산소를 공급받고 이산화탄소와 노폐물을 배출하기 때문에 혈

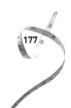

류량을 늘리고 혈액 순환을 돕기 위해서는 적절한 수분 섭취가 굉장히 중요하므로 다이어트를 한다고 물을 마시지 않는 것은 좋지 않습니다.

또한 물을 마실 경우 다이어트 시에 느낄 수 있는 공복감을 해소할 수 있고, 식사량이 줄어들면서 생긴 변비를 해소할 수 있어 오히려 다이어트에 좋습니다. 그러므로 하루에 2ℓ 정도의 물을 마시는 것이 좋습니다.

그렇지만 섭취하는 방법에 따라 수분이 비만의 간접적인 원인이 될 수도 있으니 주의를 기울일 필요가 있습니다. 특히 소금기가 많은 음식을 물과 함께 먹으면 '수분 비만'이 될 확률이 커집니다. 소금의 나트륨(Na) 성분이 세포가 수분을 흡수하게 만들기 때문입니다. 그러므로 염분이 많은 찌개류, 조림류, 절임류 등의 음식이나 과자를 즐기며 물을 마시는 습관은 고치는 것이 좋습니다.

과거에는 식사 중에 물을 마시면 위액이 희석되어 소화를 방해한다는 의견이 지배적이었지만, 위장의 연동운동 등 물리적 운동이 위장관의 운동을 주도하기 때문에 식사 중에 물을 먹어도 상관없다는 연구 결과가 나왔습니다. 그러므로 식사 중에 물을 섭취한다고 해서 크게 문제될 것은 없습니다.

Q 과일은 아무리 먹어도 살이 찌지 않나요?

과일을 무척 좋아합니다. 사과, 수박, 배, 멜론, 포도 등 가리는 과일 없이 제철에 나오는 과일은 일반 사람들보다 훨씬 많이 먹습니다. 이런 제가 다이어트를 시작하려고 하는데, 제 주위 사람들이 과일은 비타민과 무기질이 많아서 살이 찔 위험도 적고 몸에 좋아 맘껏 먹어도 된다고 하는데 사실인가요? 아니라면 어떻게 먹어야 할까요?

모든 과일은 다 좋은지, 아님 다이어트 시에 피해야 할 과일이 있는지 알려주세요.

A 과일은 비타민과 무기질이 풍부할 뿐 아니라 수분과 섬유질이 풍부하여 포만감을 주고 변비를 예방할 수 있습니다. 그렇지만 과일은 단순당의 한 종류인 과당이 많이 포함되어 있는 식품입니다. 과당을 많이 섭취할 경우 혈당을 높일 수 있습니다. 또한 지방산 합성 속도를 증가시켜 혈중 중성 지질의 농도를 높일 수 있어 좋지 않습니다. 그러므로 다이어트 시에는 각 과일의 특징과 열량을 고려해 섭취하는 것이 좋으며, 섭취 시간과 양 등도 따져야 합니다.

먼저 다이어트에 좋은 과일의 특징은 다음과 같습니다.

첫째, 칼로리가 낮은 것을 섭취해야 합니다. 과일은 살이 찌지 않는다는 잘못된 생각에 한자리에서 귤을 5~6개씩 먹는데, 중간 크기 귤 한 개(105g)의 열량은 무려 62㎉입니다. 무심코 먹은 과일 몇 개가 밥 한 공기와 같은 열량을 냅니다. 자주 먹는 과일의 칼로리를 체크해 한 번에 50㎉ 안팎으로 먹고, 하루에 150㎉ 정도만 섭취해야 다이어트에 좋습니다. 파인애플, 멜론, 바나나 등 열대 과일은 칼로리가 높습니다.

둘째, GI가 낮은 것을 섭취해야 합니다. 과일 다이어트에서 칼로리보다 중요한 것이 바로 혈당 지수(GI ; Glycemic Index)입 니 다. 과일에는 단맛을 내는 과당이 많이 함유되어 있는데, 과당은 흡수가 빠르고 지방으로 쉽게 변합니다. 즉, GI가 높은 달콤한 과일은 쉽게 허벅지와 복부 살을 키웁니다. 또한 GI가 높을수록 소화 흡수가 빨라 배고픔을 쉽게 느끼게 됩니다.

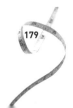

키위, 토마토, 레몬 등 신맛 나는 과일이 GI가 낮아 다이어트에 좋습니다.

셋째, 섬유질이 풍부한 것을 섭취해야 합니다. 섬유질엔 열량이 없기 때문에 많이 먹어도 살이 찌지 않고 포만감을 주어 배고픔을 잊게 합니다. 섬유질은 장을 통과할 때 지방질 성분을 같이 끌고 나갈 뿐 아니라 다이어트의 강적인 변비에도 좋습니다. 과일은 껍질에 식이 섬유소와 영양 성분이 많기 때문에 껍질째 먹는 것이 건강과 다이어트에 모두 좋습니다.

과일 섭취에도 방법이 있습니다.

먼저 과일은 되도록 아침에 먹고, 밤에는 먹지 않습니다. 과일의 비타민은 활성화되는 데 보통 3~4시간이 걸리기 때문에 오전에 먹어야 오후에 효과를 볼 수 있습니다. 또한 당도가 높은 과일을 밤에 먹으면 살이 찔 수 있으므로 되도록 오전에 먹는 것이 좋습니다.

또한 과일은 식후 디저트로 먹지 말고, 식사와 식사 사이 공복감을 느낄 때 간식으로 섭취하는 것이 좋습니다. 식후에 바로 과일을 먹으면 혈당 지수를 높여 지방으로 쉽게 전환되어 살이 찔 수 있습니다. 공복감을 느낄 때 GI가 낮은 과일을 먹으면 배고픔을 잊고, 과식도 예방할 수 있습니다.

과일이라고 무조건 좋은 것은 아닙니다. 시중에 파는 생과일주스와 과일 통조림은 다이어트의 적. 사 먹는 생과일주스는 탄산음료로 만들고 설탕이 많이 들어 있습니다. 가공된 과일 통조림 또한 생과일보다 칼로리가 높은 반면 조리 과정에서 영양소가 파괴되어 좋지 않습니다. 후르츠 칵테일, 황도 통조림 모두 멀리 하는 것이 좋으며, 또한 말린 과일은 수분이 증발되어 같은 중량의 과일이라도 영양소가 적을 뿐 아니라 칼로리가 높기 때문에 과일은 되도록 생으로 먹는 것이 좋습니다. (바나나 100g은 93kcal, 말린 바나나 100g은 483kcal.)

다이어트에 좋은 과일	
자몽	아주 큰 것 한 개에(394g) 106㎉이며, 항산화 비타민이 많이 있어 건강에도 좋습니다.
푸른 사과	중간 크기 한 개(297g)에 130㎉로 당도가 낮아 다이어트에 좋습니다. 아침에 먹는 사과는 위액 분비를 촉진해 소화를 돕고, 밤에 먹으면 위액을 독한 산성으로 만들어 속을 쓰리게 하니 되도록 아침에 먹도록 합니다.
키위	작은 것 한 개(100g)의 열량은 46㎉로, GI도 낮아서 살찔 걱정도 없고, 비타민과 섬유질이 풍부해 변비에도 좋습니다.
감	중간 크기 한 개(160g)에 92.8㎉, 칼륨이 많이 함유되어 하체 비만에 좋습니다.
토마토	방울토마토는 28개(250g)에 40㎉밖에 되지 않고, 배불리 먹어도 부담 없는 과일이라고 할 수 있습니다.
배	배 한 조각(33g)에 17㎉로 크기에 비해 칼로리가 적으며, 섬유질이 풍부해서 장이 나쁠 때 배즙을 먹으면 좋습니다.

다이어트에 나쁜 과일	
포도	작은 포도 한 송이(292g)가 139㎉로 과일 중에서도 칼로리가 높습니다. 특히 거봉은 칼로리가 일반 포도의 세 배이므로 다이어트 시 주의해야 합니다.
멜론	작은 것 한 통(1200g)이 328㎉, 얇게 썬 한 조각(140g)이 38㎉로 달콤한 과즙에 당분이 많이 함유되어 특히 밤에 먹는 것은 금물입니다.
바나나	저혈당 환자들이 혈당 수치를 높이기 위해 애용할 정도로 GI가 높습니다. 칼로리 역시 한 개(120g)에 98㎉로 높으니 주의해야 합니다.
수박	'설탕 수박'이라는 말이 있듯이 그만큼 당도가 높습니다. 또한 흡수가 빨라서 많이 먹어도 금방 허기지기 때문에 식사 대용으로는 좋지 않습니다. 큰 것 한 조각(200g)은 62㎉.
참외	반쪽(127g)에 35㎉ 정도로, 칼로리는 높지 않지만 GI가 높습니다. 다이어트를 위해서라면 특히 씨 부분은 먹지 않는 것이 좋습니다.
귤	중간 크기 한 개(105g)에 62㎉로 오이 큰 것 세 개에 해당합니다. GI가 높아 쉽게 살이 찌는 대표 주자입니다.

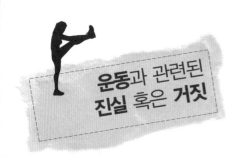
운동과 관련된
진실 혹은 거짓

Q 근력 운동을 하면 남자처럼 근육이 커질 수 있다던데 다이어트 시에는 피하는 게 좋은가요?

살을 빼기 위해 열심히 헬스클럽을 다니고 있습니다. 유산소 운동과 근력 운동을 같이 하고 있는데 체중은 줄지 않고 오히려 살이 더 찌는 것 같습니다. 또 이렇게 근력 운동을 꾸준히 할 경우 남자 보디빌더처럼 근육이 울퉁불퉁하게 많이 생길까봐 겁이 납니다. 다이어트 시에 근력 운동은 하지 않는 것이 좋나요?

A 식이 조절과 함께 운동은 다이어트의 필수적인 사항임을 항상 기억해야 합니다. 다이어트를 처음 시작했을 때는 근력 운동보다는 유산

소 운동을 주로 하는 것이 좋습니다. 근력 운동도 꼭 해야 할 부분이지만 근력 운동을 하게 되면 근육량이 늘어 체중이 증가할 수 있기 때문입니다. 물론 체지방은 빠지고 근육이 늘어난 것이기 때문에 크게 걱정할 일은 아니지만, 다이어트를 시작하는 단계에서 운동을 하는데도 체중이 증가할 경우 심리적으로 굉장한 스트레스를 받게 되고 초조한 마음이 생겨 다이어트에 좋지 않은 영향을 끼칠 수 있습니다.

아무리 유산소 운동이 다이어트에 도움이 된다고 하지만, 기초 대사량을 높이고 다이어트 중에 생길 수 있는 피로감을 줄이며 피부 탄력 손실을 막아주는 것은 근력 운동입니다. 그러므로 체중이 어느 정도 감량되었을 때 반드시 근력 운동을 병행해야 합니다.

많은 다이어터들의 걱정은 근력 운동을 했을 때 남성처럼 근육이 비대해지지 않을까입니다. 근육이 비대해지는 것은 호르몬과 밀접한 관계가 있습니다. 남성 호르몬으로 알려져 있는 테스토스테론은 근육을 비대하게 하는 기능을 가지고 있습니다. 이러한 테스토스테론의 양은 여성의 경우 많지 않기 때문에 근력 운동을 한다고 해서 남성처럼 울퉁불퉁한 근육이 생기지는 않습니다.

근력 운동은 주 2~3회 정도가 적당하며, 다이어트를 목적으로 한다면 1세트에 15회 정도 하는 것이 좋습니다. 그렇게 1세트가 끝난 후 30초 정도를 쉬고 다시 1세트를 실시합니다. 어느 정도 익숙해지면 쉬는 시간을 20초 이내로 줄이는 것이 좋습니다. 3세트가 모두 끝났으면 1분 정도 쉬면서 근육의 피로를 풀어준 후 다른 부분의 근육 운동을 실시합니다.

Q 준비 운동과 정리 운동을 하지 않고 본 운동만 열심히 해도 되는 건가요?

살을 빼려고 빨리 걷기와 자전거 타기를 하루 한 시간 정도 하고 있습니다. 그런데 운동을 하고 나면 다리가 약간씩 저립니다. 친구의 말로는 정리 운동을 하지 않아서 그렇다고 하는데 맞나요? 운동을 할 때 한 번도 준비 운동, 정리 운동을 한 적이 없는데, 꼭 필요한 건가요? 필요하다면 어떻게 해야 하는 건가요?

A 다이어트의 운동 효과를 좀 더 높이려면 준비 운동과 정리 운동은 반드시 필요합니다. 하지만 대부분의 사람들이 귀찮다는 이유로 이것을 하지 않는 경우가 많은데 이는 준비 운동과 정리 운동의 중요성을 잘 모르기 때문입니다.

먼저 준비 운동은 본 운동 전 몸을 덥히기 위한 동작입니다. 몸이 덥혀지면서 지방 연소에 도움이 되는 효소들이 활성화되어 우리 몸의 유산소에너지 시스템이 본격적으로 작동됩니다. 혈액 순환을 원활하게 만들고 산소 섭취량을 늘려서 운동의 효율성을 높여줍니다. 또한 체온이 서서히 올라가면서 심박수와 산소 소비량도 조금씩 올라가 본 운동 초기에 발생할 수 있는 관절이나 근육의 부상, 운동 중의 갑작스런 심장마비 등의 위험도 줄여줍니다. 이러한 준비 운동은 7~10분 정도가 적당하며, 한 동작은 10~15초 이상 유지하는 것이 좋고, 상체에서 하체의 순서로 해주는 것이 좋습니다.

정리 운동은 본 운동을 통해 덥혀진 체온을 서서히 내리고, 하체에 많이 쌓여 있는 피로 물질인 젖산을 더 빨리 감소시켜줍니다. 정리 운동은

10~15분 정도가 적당하며, 한 동작당 적어도 20~30초 정도 유지하고 동작과 동작 사이에 10초 정도 휴식을 취하는 것이 좋습니다.

다이어트에는 마인드 컨트롤을 통한 끈기와 여유가 무엇보다 중요합니다. 급한 마음에 준비 운동과 정리 운동을 하지 않으면 오히려 근육통과 관절염으로 고생할지도 모르니 이제부터는 준비 운동과 정리 운동을 해서 다이어트 운동 효과를 더욱 높여야 합니다.

Q 하체 비만은 운동을 하는 것보다는 오히려 움직이지 않는 것이 좋은가요?

저는 상체에 비해 하체가 더 통통한 하체 비만입니다. 운동을 하고 있는데 오히려 허벅지나 종아리가 더 굵어지는 느낌입니다. 제 주위에서는 하체 운동을 하면 알통만 생겨 다리가 더 굵어질 수 있으니 최대한 움직이지 말고 마사지만 하는 것이 좋다고 하는데 정말인가요?

A 그렇지 않습니다. 하체 운동을 전혀 하지 않을 경우 오히려 피로 물질인 젖산이 쉽게 축적되고 분해되지 않는 악순환을 가져올 수 있습니다. 운동을 많이 한 사람일수록 젖산을 풀어주는 능력이 좋다는 연구 결과도 있습니다.

물론 스쿼시, 테니스, 에어로빅, 줄넘기 등 하체에 힘이 많이 가해지는 운동은 피하는 것이 좋습니다. 대신 가벼운 속보나 요가, 필라테스와 같은 스트레칭 프로그램을 하는 것이 좋습니다. 또한 하체 비만은 혈액 순환이 중요하기 때문에 염분이 많은 짜고 자극적인 음식은 삼가는 것이 좋으며,

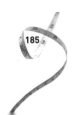

미역이나 다시마, 김과 같은 해조류나 칼륨이 많이 든 양배추를 먹는 것이 좋습니다. 과일은 칼륨이 많은 감, 포도가 좋습니다.

　마사지 자체가 다이어트에 직접적인 도움이 될 수는 없습니다. 그렇지만 뭉친 근육을 풀어주고, 스트레스를 풀어줘서 폭식을 막는 데 도움이 될 수는 있습니다. 그러므로 운동을 한 후 자기 전에 가볍게 마사지를 하거나 족욕이나 반신욕으로 혈액 순환을 촉진시키는 것도 좋습니다.

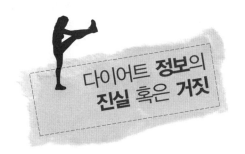

Q 사우나에서 땀을 빼면 살이 빠지나요?

목욕탕이나 사우나에서 땀을 쫙 빼고 난 후 체중을 재면 1~2kg 정도 빠지는데 이것도 살이 빠진 건가요? 다이어트를 시작하려고 하는데 식이 조절이나 운동을 하는 것은 자신이 없어요. 사우나를 하면서 살을 빼는 방법은 어떤가요?

A 사우나에서 땀을 빼는 것은 운동을 할 때 지방 연소가 함께 이루어지면서 땀을 흘리는 것과는 다르므로 다이어트에 별 효과가 없습니다. 단순히 땀을 흘리는 것이 다이어트와 관련이 있다고 혼동하는 일은 없도록 해야 합니다.

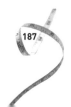

사우나를 통해 땀을 흘리는 것은 단순히 수분만 빠져나오는 것이지 살이 빠지는 것은 아닙니다. 우리가 원하는 건강한 다이어트는 수분을 감소시켜 일시적으로 체중을 줄이는 것이 아니라, 운동과 식이요법을 통한 체지방의 감소를 뜻합니다. 사우나 후 갈증이 나 물을 마실 경우 다시 체중이 증가하는 것을 볼 수 있습니다. 체중의 증가를 막기 위해 물을 마시지 않을 수는 없기 때문에 사우나를 통해 살을 빼는 것은 근본적으로 효과가 없습니다.

Q 생리 중에는 다이어트의 효과를 기대할 수 없나요?

식이 조절도 열심히 하고 운동도 열심히 하면서 다이어트에 매진하고 있습니다. 그런데 문제는 생리 기간입니다. 이 기간에는 몸도 나른하고 무거운 느낌이 들어 운동도 잘 안 되고, 생리통도 심해 움직이기도 힘이 듭니다. 또 생리가 시작되면 식욕도 좋아지고, 특히 단 음식이 너무 먹고 싶어 지금까지 열심히 한 것이 다 무산되지 않을까 걱정입니다. 생리 기간 중에도 다이어트를 지속할 수 있는 방법이 있나요?

A 여자들의 경우 다이어트 중에 가장 큰 위기가 바로 생리 기간입니다. 특히 생리 시작 일주일 전부터 몸이 붓고 단 음식이 간절히 생각나는 생리전증후군을 가임기 여성들 중 30% 이상이 경험한다고 합니다. 또한 실제로 생리 기간 첫째 날이나 둘째 날에는 생리통과 생리 양 때문에 운동하고 싶은 생각도 사라지게 됩니다.

생리 기간 중, 특히 첫째 날이나 둘째 날은 컨디션이 떨어지는 경우가 많으므로 무리한 운동보다는 30분 정도의 가벼운 속보가 적당합니다. 생리통으로 움직이기 힘들 경우에는 가벼운 스트레칭이나 생리통에 좋은 동작을 하는 것도 도움이 될 수 있습니다. 하지만 셋째 날부터는 정상적으로 운동을 하는 것이 좋습니다.

생리 기간 중 두 시간 이상의 운동은 오히려 스트레스나 부종의 원인이 될 수 있고, 식욕을 증가시켜 좋지 않으므로 피해야 합니다. 평소보다 수분을 더 많이 섭취하는 것이 좋으며, 부종을 일으키고 탄수화물 중독증의 원인이 되는 단순당은 주의해야 합니다. 생리 기간에 단 음식이 간절히 먹고 싶다면 단 과자나 초콜릿보다는 과일로 대체하는 것이 좋습니다. 혈액을 맑게 해주는 미역, 다시마 등과 같은 해조류나 감자, 고구마, 잡곡밥 등 복합 탄수화물 위주로 먹는 것이 좋습니다.

또한 생리 기간 동안 예민해지는 사람은 카페인 섭취를 피하는 것이 좋습니다. 꼭 마시고 싶다면 크림과 설탕이 들어간 인스턴트커피보다는 원두커피로 하루 한 잔 정도 마시는 것이 좋습니다.

Q 잠을 자지 않으면 살이 빠지나요?
다이어트 중에 잠을 자지 않으면 살이 빠진다는 말을 들었습니다. 잠을 자지 않고 몸을 항상 움직여주는 것이 좋다고 하는데 사실인가요? 잠을 자지 않으니 벌써 피곤하고 신경이 날카로워지는 것 같기도 하고…… 어떻게 하는 것이 좋을까요?

A 잠을 자지 않는다고 해서 살이 빠지는 것은 아닙니다. 물론 잠을

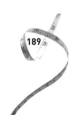

자지 않고 활동을 하면 활동 에너지량이 늘기 때문에 체중이 어느 정도 줄 수는 있습니다. 하지만 장기적으로 적정량의 수면을 취하지 않으면 대사량 자체가 떨어질 수 있습니다. 또한 낮 동안 여러 가지 요인에 의해 높아진 혈압은 수면을 취하면서 낮아지는데, 수면 시간이 짧으면 혈압에 나쁜 영향을 끼칠 수 있습니다. 또한 잠을 자지 않으면 위장이 비어 있을 때 분비되는 그렐린이라는 식욕 증가 호르몬의 분비량이 많아지므로 다이어트에 좋지 않은 영향을 끼칩니다.

따라서 적절한 양의 수면은 다이어트에 도움이 될 수 있습니다. 많은 전문가들은 다이어트에 적합한 수면 시간은 6~8시간 정도라고 합니다.

절대적인 수면의 양뿐만 아니라 수면의 질도 중요합니다. 성장 호르몬은 새벽 2~3시에 가장 많이 분비되는데, 밤 12시쯤 수면을 취해야 새벽 2시쯤 높은 수치의 성장 호르몬이 분비될 수 있습니다. 때문에 일찍 자고 푹 자는 것이 다이어트뿐 아니라 생체 리듬에도 좋다고 할 수 있습니다. 또한 늦은 밤의 카페인이나 과음은 성장 호르몬의 분비를 방해하기 때문에 피해야 합니다.

잠이 잘 오지 않는다면 잠자기 직전에 목욕을 하거나 커피, 녹차 등을 마시는 것은 피해야 합니다. 잠자리를 쾌적하게 해주는 것이 좋고, 잠들기 전에 텔레비전, 비디오를 보지 않는 것도 하나의 방법입니다.

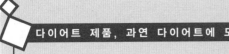

국내 다이어트 산업 규모는 2조 원, 간접 비용까지 합치면 연간 4조 원이 넘는다고 한다(2008년 2월 현재). 한국소비자원 조사에 따르면 2007년 연평균 1인당 다이어트 비용은 167만 원에 달한다.[14]

또 우리나라 성인 여성 중 다이어트를 적어도 한 번 이상 해본 사람이 전체 여성의 80%가 넘는다고 한다. 이러고 보면 다이어트는 우리 사회의 중요한 화두가 아닐 수 없다.

한데, 잠시 짚고 넘어가야 할 지점이 있다. 닭이 먼저냐, 달걀이 먼저냐 할 수 있는 문제는 아니지만, 한 여성이 스스로 다이어트를 해야 할 필요성을 자연스레 느낄까, 아니면 텔레비전이나 잡지 등에서 연일 쏟아내는 다이어트 관련 제품 광고로 인해 '헉, 나도 다이어트를 해야 하는 거 아니야.' 하는 마음을 갖게 될까?

청소 기구 하나를 홍보하더라도 다이어트에 효과 있다는 말을 빼놓지 않으며, 그에 혹 해서 구매하는 사람들도 적지 않은 상황을 보면 그런 의문을 갖게 된다.

아무래도 광고의 유혹으로 다이어트에 빠져들고 있는 것이 아닌가 하는 느낌이 강하다. 홈쇼핑 등에서 연일 다이어트 관련 제품을 홍보하고 있다. 그 제품을 사용하기만 하면 바로 S자 바디라인을 만들고 유지할 수 있다는 듯 마구 설득한다. 보면 안다. 그것 하나로 무슨 살이 빠지겠는가.

하지만 그러면서도 밑져야 본전이란 생각으로 수화기를 든다. 특정한 시간대에. 그래야 할인을 받든지, 사은품을 받든지 하니까. 과대 과장 광고가 아닐까 하는 의심이 들면서도 무감각하게 받아들이고 있는 것이다.

그런데 잘 보자. 밑져야 본전이 아니다. 집 안을 둘러보라. 훌라후프는 제외하고서라도 다이어트라는 말에 코가 꿰어서 구매한 물건이 몇 개나 되는지 세어보자.

러닝머신이 있는가? 자전거는 없는가? 멈춘 지 얼마나 되었는가. 혹 소파 밑에 다이어트에도 효과 있다는 청소 기구가 들어가 있지는 않은가? 신발장 구석에 팔뚝 살을 뺄 목적으로 산 아령은 없는가? 아, 운동화도 있는가? 몇 번이나 빨아 신었는가?

이 정도면 양호한 편이다. 이제까지 열거한 것들은 그래도 몸을 움직이며 다이어트할 의향이 있을 때 사용하는 것들이다.

다이어트 열풍이 불면서 점차 손 안 대고 코 풀기 식의 다이어트 관련 제품들이 늘어나고 있다. 그저 감기만 하면 살을 쏙 빼준다는 다이어트용 테이프, 밥 대신 한두 숟가락 먹으면 지방을 분해해준다는 다이어트 식품, 가만히 서 있으면서 버튼만 누르면 출렁이는 뱃살을 한 줌도 안 남기고 없애준다는 벨트형 기구, 내 몸을 전혀 움직이지 않아도 윗몸일으키기 몇 백 회의 효과를 낸다는 기구, 그밖에 그저 마시기만 하면 살이 빠진다는 다이어트 차, 오물오물 씹어 먹기만 하면 되는 다이어트 바 등. 이런 제품들을 출시한 회사들은 짧은 기간 동안 100억 대의 매출을 올리고 있다. 글쎄, 효과가 어느 정도는 있겠다. 하지만 바른 습관을 가지려는 노력 없이 쉽게 얻은 결과를 얼마나 유지할 수 있을까? 설마 평생 그런 다이어트 제품들의 도움을 받으며 살아가려는 생각을 가지고 있는 것은 아닌가?

다이어트 프로그래머로
성공하기

다이어트 프로그래머는 고객과 일대일로 만나기 때문에 그만큼 고객과의 친화력이 중요하다. 기나긴 다이어트로 지쳐 있는 고객, 다이어트로 힘들어하는 고객, 다이어트를 포기하고 싶어 하는 고객에게 의욕을 북돋아주고, 웃음을 줄 수 있는 긍정적이고 밝은 성격은 다이어트 프로그래머에게 가장 필요한 자질이라고 할 수 있다. 또한 다이어트 프로그래머로서 자신이 고객의 역할 모델임을 잊지 않고 끊임없이 자기 관리를 하는 것도 중요하다.

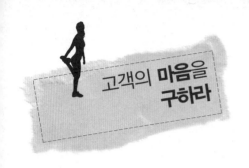

다이어트의 성공 여부는 살을 빼느냐, 못 빼느냐이다. 그렇다면 다이어트 프로그래머의 성공 여부는 뭘까? 고객이 다이어트에 성공하느냐, 실패하느냐? 아니다. 고객의 마음을 구했느냐, 아니냐이다.

사람을 상대하는 다이어트 프로그래머는 고객이 원하는 몸매를 가지게 되느냐, 그러지 못하느냐 하는 결과만을 중요하게 생각해서는 안 된다. 고객이 다이어트를 하게 된 동기를 살피고, 다이어트 과정에서 자기 주도성 내지는 적극성, 자신감을 가지는지 등에 주목해야 한다. 곧, 다이어트 프로그래머가 제시하는 방법대로 그저 따라오도록 하여 올린 성과에 연연할 것이 아니라 고객이 스스로 결정하고 고민하게 하면서 자신의 몸에 대한 책임을 지도록 유도해나가야 한다. 그래야만 혹 다이어트에 실패하더라도 다시 시작할 수 있는 의지, 스스로 방법을 찾아가는 자신감 등을 얻고 다이어트와 삶에 임하는 자세를 바로 세울 수 있기 때문이다.

하지만 쉬운 일은 아니다. 다이어트센터를 찾는 사람들은 다양하다. '그냥 어떻게든 살만 빼주세요.' 하는 사람들이 있는가 하면, 아주 냉소적인 사람들도 있다. 또 의심이 많은 사람, 해볼 것 다 해봤는데 안 되더라 하며 자포자기한 사람, 잘못된 다이어트로 인해 오히려 체중이 증가한 사람, 자신은 그저 필요성을 느끼지 못하는데 엄마나 이모 손에 이끌려 와서 별 관심 없어 하는 사람 등 각양각색의 고객들을 만나게 된다.

다이어트 프로그래머는 이런 다양한 사람들의 마음을 잘 읽어낼 줄 알아야 한다. 다양한 경험을 안고 살아온 사람, 각기 다른 이유로 다이어트를 시작하는 사람의 마음을 볼 줄 알아야 보다 정확하고 광범위하게 자료를 수집하고, 그에 기초해 한 사람 한 사람에게 알맞은 프로그램을 제시할 수 있다. 또 그래야만 최소한 상담하는 시간만큼은 형식적인 관계가 아닌, 마음을 나눌 수 있는 관계가 되어 보다 깊이 있는 대화를 주고받을 수 있다. 그러므로 다이어트 프로그래머는 전문적인 지식을 쌓는 것은 물론, 고객의 마음을 잘 읽어내는 데 기본이 되는 배려하는 마음, 사교성, 적극성, 친화력 등을 겸비해야 한다.

비만인 모두가 그런 것은 아니지만 다이어트 프로그래머를 찾는 이들 중에는 자신의 뚱뚱한 몸 때문에 자신감이 결여되어 있거나, 심적으로 위축되어 있으며, 내성적이고 소극적인 자세를 가진 사람들이 많다. 그렇기 때문에 마음을 다친 고객에게 먼저 다가갈 수 있는 적극성과 사교성은 필수 조건이다. 고객의 마음을 다치지 않게 배려하는 마음, 고객의 상처받은 마음을 엄마와 같이 따뜻하게 안아줄 수 있는 마음, 늘 고객의 입장에서

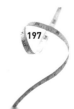

생각할 수 있는 마음을 가져야 한다.

이은영 다이어트 프로그래머는 자신의 직업을 이렇게 정의한다.

"다이어트 프로그래머는 다이어트를 하는 분들의 친구라고 생각해요. 혼자 하기에는 잘못된 정보로 실패할 확률도 높고, 정신적으로나 육체적으로 힘들어서 쉽게 포기할 수도 있기 때문에 건강하고 올바른 다이어트를 할 수 있도록 힘들 때는 격려해주고, 기쁠 때는 함께 웃어주며 끝까지 포기하지 않고 목표를 이룰 수 있도록 옆에서 도와주는 것이죠. 전, 우울한 비만인들을 행복하게 만드는 해피 바이러스가 될 거예요."

다이어트 프로그래머는 고객과 일대일로 만나기 때문에 그만큼 고객과의 친화력이 중요하다. 친화력을 키우기 위해서는 무엇보다 이 일에 대한 자긍심과 잘할 수 있다는 자신감이 가장 필요하다. 기나긴 다이어트로 지쳐 있는 고객, 다이어트로 힘들어하는 고객, 다이어트를 포기하고 싶어 하는 고객에게 의욕을 북돋아주고, 고객에게 웃음을 줄 수 있는 긍정적이고 밝은 성격도 다이어트 프로그래머에게 필요한 자질이라고 할 수 있다.

신뢰감을 주는 태도 역시 중요하다. 하지만 신뢰를 얻는 것, 마음을 나누는 것과 마음이 맞는다고 해서 특정 고객과 필요 이상으로 상담을 오래 하는 것은 다른 차원이다. 고객이라면 개인적 호감을 떠나 모두 공평하게 대해야 한다.

3년차 다이어트 프로그래머 이상미 씨는 고객과 이렇게 신뢰를 쌓았다.

"여러 차례 시행 착오를 거치면서 상담과 같은 현장에서의 활동이 다이어트 프로그래머에게 아주 중요하다는 것을 깨달았습니다. 고객들은 살을 빼려고 센터를 방문하지만 프로그램을 실행하기에 앞서 진실한 대화를 통해 마음의 벽을 허물어야 해요. 살이 찌게 된 이유와 마음의 상처들을 들고 내면을 먼저 치유해야 됩니다. 먹는 것을 멈출 수 없다는 고객에게 주변 사람들이 이렇게 말한대요. '안 먹으면 되지! 그렇게 왜 먹고 나서 후회를 해? 넌 정말 이해를 할 수가 없어.' 그런 말을 듣던 고객들도 센터에 오면 남들처럼 그렇게 손가락질하지 않고 모든 것을 품어주고 알아주니 마음이 편안해진다고 해요."

이상미 다이어트 프로그래머는 신뢰란 대가를 바라지 않고 호의를 베푼 나의 모습을 상대도 저절로 닮게 되는 것이라 생각한다고. 그는 이 말을 모토로 삼아 비만으로 소외되고 상처 입은 모든 사람들에게 따뜻한 마음으로 먼저 도움의 손길을 내밀 수 있는 다이어트 프로그래머가 되고 싶다고 다짐한다.

소통 또한 주의를 기울여야 하는 부분이다. 다이어트 프로그래머 이경영 박사는 다음과 같이 말한다.

"제가 15년 넘게 이 일을 하면서도 항상 어려운 것은 고객과의 소통입니다. 마음을 열지 않는 고객을 상대로 대답 없는 메아리에 그치는 상담을 하는 것은 마치 텅 빈 관객석을 보면서 연기하는 무명 배우와 같은 심정일 것입니다. 차라리 공격적인 성향을 가진 고객이 더 편합니다. 그분들은 최소한 말이라도 많이 하시니까요. 비록 제 나이가 고객보다 어려도 저를 믿고 오셨으니까 엄마처럼 따뜻하게 감싸주고 그 고객의 이야기를 경청해야 합니다. 그러고 보면 이 일은 이기적인 사람은 하기 힘들 것 같아요. 고객을 배려하는 것이 생활이 되어야 하니까요."

예를 들어보자. 어떤 강사는 많은 내용을 전달은 하지만 듣는 이에게 어떠한 감동도 주지 못하는가 하면, 어떤 강사는 별 내용은 없는 듯한데 수강자에게 큰 감동을 주기도 한다. 이는 강의의 숙련도 차이로 평가할 수

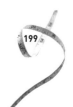

있겠지만, 상대방에게 무엇을 어떻게 전달하느냐에 대한 고민과 준비가 철저한 사람이냐 아니냐, 상대방의 마음을 잘 읽고 받아들이느냐 그러지 못하느냐에 달려 있다고 볼 수 있다.

소통은 물론 혼자만 하는 것은 아니다. 서로에 대한 준비와 배려가 바탕이 되어야 한다. 하지만 의식적으로 다가가려는 노력을 기울이면 상대의 마음을 움직여 성공적인 소통을 이루게 될 것이다.

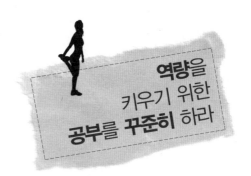

역량을 키우기 위한 공부를 꾸준히 하라

정보화시대인 만큼 다이어트에 대한 정보 역시 무수히 쏟아진다. 각종 제품 카탈로그, 잡지, 책, 방송 등에서 무수히 많은 다이어트 방법을 소개한다. 그러다 보니 다이어트에 관심 있는 사람들은 웬만한 정보는 다 알고 있다. 이는 사람들이 다이어트의 종류나 방법을 몰라서, 그걸 알기 위해 다이어트 프로그래머를 만나는 것은 아니라는 것을 의미한다. 정보는 다 알고 있지만 그것을 어떻게 실천하느냐가 관건이다.

그러므로 다이어트 프로그래머는 다이어트 방법이나 종류를 나열하듯이 알려줄 필요는 없다. 그러한 방법들을 고객에 따라 어떻게 적용할 것인가, 어떻게 응용할 것인가, 어떻게 고객 스스로 소화하도록 이끌어줄 것인가를 고민하여 프로그램으로 만들어내야 한다.

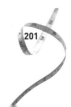

그러기 위해 다이어트 프로그래머는 다이어트 관련 정보는 물론이고 그보다 조금 더 깊이 들어간 전문적인 지식을 쌓아야 할 필요가 있다. 공부할 분야는 참 많다. 사람을 대하니 심리학이나 대인관계학 등도 필요하고, 인체를 다루는 것이니 영양학, 생리학 등에 대해서도 보다 심도 있는 공부를 해야 한다. 또 비만으로 인해 생기는 여러 성인병들에 대한 의료 지식이 있으면 고객으로 하여금 다이어트를 결정하도록 하는 데 큰 도움을 줄수 있다.

이런 노력은 다이어트 프로그래머라면 누구에게나 필요한데, 특히 신입 다이어트 프로그래머는 낮밤을 가리지 말고 덤비는 자세를 가져야 한다. 일부 고객들은 상담도 서툴고 고객과의 관계 형성에도 노하우가 부족한 신입 다이어트 프로그래머들을 전문가로서 신뢰하고 따르기보다는 살을 빼는 데 도움을 주는 도우미 정도로 생각하는 경향이 있기 때문이다. 이럴 경우 상담과 관리가 효과적이고 원활하지 못할 것임은 불 보듯 뻔하다.

이은영 다이어트 프로그래머는 식품영양학과 졸업 후 진로에 대해서 많은 고민을 했다. 전공을 살려서 영양사가 되려고 하였으나 비만 관리나 다이어트에 관심이 많았던 탓에 무언가 새로운 일에 도전해보고 싶었다. 그러다가 다이어트 프로그래머라는 직업을 알게 되었다. 고객에게 맞춤 다이어트 프로그램을 설계해주는 이 직업은 건강뿐만 아니라 외적인 아름다움을 추구하는 요즘 시대에 유망 직종으로 발전 가능성이 높을 것 같았다.

식품영양학을 전공했기 때문에 자격증을 준비하는 데 큰 어려움은 없었다. 그럼에도 모르는 부분은 반복해서 강의를 듣고 예습과 복습을 하면서 공부한 후에야 시험에 합격할 수 있었다.

입사 첫 날, 프로그램에 대한 교육을 받았는데 아는 것도 있었지만 생소한 용어가 더 많았다.

'아직 멀었구나.' 생각했다. 선배들로부터 지도를 받은 후 고객 관리에 들어갔지만 적잖이 당황했다. 고객이 웃음도 잃고 너무 위축되어 있었다. 마음이 아팠다. 그리고 실감했다. "배움에는 끝이 없다."라는 말처럼 다이어트 프로그래머 자격증이 끝이 아닌 시작이란 것을.

이정아 다이어트 프로그래머 역시 처음엔 고전을 면치 못했다. 고등학교 때 다이어트 프로그래머라는 생소한 직업에 흥미가 생기면서 대학 전공을 식품영양학과로 정하였고, 졸업 준비를 하면서 차근차근 다이어트 프로그래머 과정을 밟아갔다. 하지만 취업 지원한 다이어트센터에서 면접을 보면서 아직도 지식과 준비가 부족하다는 것을 깊이 느끼게 되었다. 마음만 앞섰지 전문적인 지식이 부족한 상태에서 다이어트 프로그래머로 고객들을 만나려던 자신의 성급함에 화가 났다.

초조하게 통보를 기다리다가 받은 합격 통지서가 기쁘지만은 않았다. 걱정 또한 함께 들었다. 그러나 입사한 후 회사에서 실시하는 교육을 통해 한 단계씩 차근차근 배우기 시작하면서 자신감이 생겨났다. 한 달 정도 지나고 나니 고객이 보였다. 재교육과 과제를 통해 익힌 내용들을 적용하자, 긍정적인 반응이 느껴졌다. 휴! 그제야 비로소 마음의 부담을 덜 수 있었다.

"처음에는 실수하지 않을까 하는 마음에 교육받은 내용들이 머릿속에서만 맴돌고 고객들에게 직접 응용하는 것이 어려웠어요. 하지만 지금은 고객과 함께 호흡하면서 다이어트 프로그래머로 조금씩 성장하는 것 같아 보람을 느끼고 있습니다."

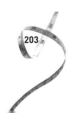

경력 4년차의 다이어트 프로그래머 한성아 실장은 새내기 다이어트 프로그래머에게 다음과 같이 조언한다.

"물론 대부분의 고객들은 상담 내용과 관리에 대해 90% 이상 만족하는 편입니다. 특히 바쁘지 않은 시간대에 방문하시면 좀 더 구체적인 상담이 이루어지기 때문에 좋아하시죠. 하지만 신입 다이어트 프로그래머의 경우에는 상담의 수준이 다소 미흡한 점도 있기 때문에 고객의 만족도가 높은 편은 아닙니다. 그러다 보면 자연적으로 선생님이라는 말보다 언니라는 호칭이 나올 수도 있어요. 어느 직업이나 그렇겠지만 고객에게 존중을 받으려면 고객을 문제 삼기보다는 자신의 수준을 업그레이드해야 됩니다."

신입 다이어트 프로그래머들은 하루하루가 참 바쁘다. 상담에, 일에 쫓기다 보면 언제 공부를 해야 할지 막막하다. 하지만 바쁘다고, 피곤하다고 그냥 넘길 순 없다. 자신도 모르는 사이 도태되기 때문이다.

입사 전에 자격증 취득을 위해 전문적인 공부를 하지만 이것으로는 부족하다. 모든 직업이 그러하듯이 다이어트 프로그래머 역시 취업 후 꾸준한 공부를 통해 실력을 향상시키지 않으면 발전이 없다. 주 1회 정도는 세미나를 통해 발표도 하고 정기적인 테스트를 하면서 전문 지식을 쌓아야만 스스로 만족할 만한 상담을 할 수 있다.

공부하는 방법은 여러 가지다. 많은 돈과 시간을 투자해야 하지만 대학이나 대학원 등에서 관심 있는 학문을 더 공부할 수 있다. 전문 잡지 등을 정기 구독하여 지식을 쌓아나갈 수도 있다. 아니면 분야별 연관 있는 단체나 학습 모임들을 찾아다니며 공부할 수도 있다. 또 다른 방법은 같은 일을 하는 사람들과 자체 학습 모임을 꾸리는 것이다. 그곳에서 정기적인 세미나나 토론을 하는 것도 좋다.

새내기 다이어트 프로그래머 조미연 씨는 학창 시절에 처음으로 다이어트라는 것을 시작했다. 그와 관련된 자료를 모으면서 사람들이 다이어트에 대해 가지고 있는 관심의 정도를 알게 되었고 대부분 자신에게 맞는 프로그램을 처방받고 싶어 한다는 것도 그때 알게 되었다. 그래서 자신의 경험을 살려 '비만으로 고민하는 사람들을 도와줘야겠다.' 는 생각을 가지고 대학에 입학하였고 진로를 생각할 때쯤 다이어트 프로그래머라는 직업을 알게 되었다. 다이어트에 관련된 전문적인 지식을 쌓고자 대학원에 진학하였고 영양학 관련 여러 세미나와 보건소 비만 교실 등에 참여하는 등 다이어트 프로그래머가 되기 위해 여러 가지로 준비했다. 그럼에도 처음 1년 동안을 되돌아보면, 늘 쩔쩔맸던 자신의 모습만 떠오른단다.

"정말이에요. 처음 고객들과 상담할 때에는 결과를 제대로 전달해드리기 어려워 전전긍긍했던 기억이 아직까지도 생생해요. 하지만 그로 인해 다이어트 프로그래머의 자질에 대해서 좀 더 고민해볼 수 있었고 질 높은 상담을 위해서는 부단히 노력하지 않으면 안 된다는 생각이 들었어요. 그래서 세미나가 열릴 때마다 강의 내용을 제 것으로 만들기 위해 노력했지요."

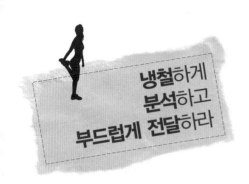

냉철하게
분석하고
부드럽게 전달하라

기하급수적으로 늘어만 가는 비만인과 잘못된 다이어트 정보의 홍수 속에서 몸과 마음의 고통을 호소하는 이들을 다독거려줄 수 있는 길을 걷고 있는 것에 많은 다이어트 프로그래머들이 자부심을 갖고 있다. 꾸준히 공부하여 어느 정도 다이어트 프로그래머로서의 역량을 키웠다면 이제 고객에게 어떠한 방법으로 자신의 지식을 전달할 것인지 고민할 차례다. 이를 위해서는 현장에서의 실무 경험을 잘 정리하고 축적해나가는 것이 중요하다. 또 여러 가지 다이어트 사례들을 접하면서 이렇게도 고민해보고 저렇게도 생각해봐야 한다. 이론과 실무 경험이 골고루 쌓였을 때 고객에게 가장 적합한 다이어트 프로그램을 설계해줄 수 있고, 다이어트 시 발생할 수 있는 여러 상황에 대처할 능력이 생긴다.

조미연 다이어트 프로그래머의 경험담을 먼저 들어보자.

"1년 동안 일하면서 가장 인상 깊었던 점은 고객들의 표정이었어요. 살을 빼야겠다는 결심으로 오신 분들이라 당연히 결의에 찬 당당한 모습일 줄로만 알았는데 대부분 표정이 어두웠기 때문이에요. 처음에는 매우 의아했죠. 나중에서야 알게 된 거지만 오랫동안 받아온 상처와 아픔 때문에 우울증을 겪는 분들도 많더라고요. 그리고 돈을 들이면서까지 살을 빼야 한다는 사실에 자존감까지 낮아져 마음이 위축돼 있는 것을 보면서 무척 안타까웠어요."

조미연 다이어트 프로그래머도 처음에는 단순히 자신의 다이어트 경험과 지식을 토대로 하여 비만인을 도와야겠다는 생각이 컸다. 하지만 상담을 할수록 고객들을 제대로 돕기 위해서는 지식만을 전달하는 수준이 아니라 진심으로 이해하고 공감하는 능력이 매우 중요하다는 것을 깨닫게 되었다.

전문적 지식, 실무적 경험에 덧붙여 빠르고 정확한 분석력을 키운다면 금상첨화다. 상담을 통하여 고객의 요구 사항을 파악해야 하는 만큼 의사소통 능력은 물론, 고객의 성격, 체형 등을 다양한 각도에서 빠르고 정확하게 파악할 수 있는 냉철한 분석력이 요구된다. 특히 여름같이 바쁜 경우에는 하루에 수많은 고객들을 상담하기 때문에 고객의 신체 조성과 식단, 운동 수행도, 심리 상태를 빠른 시간 내 판단해서 효과적인 상담을 해야 한다.

그렇지만 사람을 대하는 일을 하는 사람은 자신의 지식이 자랑거리가 되어서는 안 된다. 다이어트 프로그래머 역시 공부를 해서 전문성을 키우고 차갑게 분석하는 자세가 필요하지만, 무엇을 위해 공부를 하는지, 습득

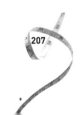

한 지식을 어떻게 담아낼지 또한 무겁게 고민해야 한다.

이정현 다이어트 프로그래머는 초기 자신의 모습을 떠올리면 부끄러워진다. 학교 때부터 공부 하나만큼은 자신 있었다. 대학에서 어학을 전공했음에도 비만학, 영양학 등을 새로이 공부하는 게 즐거웠다. 단번에 자격증을 따고 원하는 센터에 자리를 잡았다. 교육도 선배들로부터 좋은 반응을 얻으며 마치고 바로 상담에 들어갔다.

자신 있었다. 고객을 보고 바로 분석해서 그에 맞는 프로그램을 제시했다. 스스로 생각하기에 참 명쾌했다. 하지만 고객들은 차츰 떨어져나갔다. 원인이 무엇일까? 고민했다. 한 선배가 물었다. 혹시 고객을 머리로만 이해하고 대한 건 아니냐고. 언뜻 알아들을 수 없었다. 선배의 말이 며칠 동안 머릿속을 맴돌았다. '고객을 머리로만 이해한다?' 한 달여 슬럼프에 빠졌다. 동료들과 나눈 상담 경험담을 기억하며 비교했다. 곰곰 생각하면서 차이점을 발견할 수 있었다. 그는 고객의 고민을 들으면 바로 분석하고 진단해 프로그램을 제시했다. 하지만 동료 다이어트 프로그래머들은 참으로 조심스러워하고 어려워했다. 고객에 대한 분석을 제대로 했는지, 혹 빠뜨린 부분은 없는지, 과연 자신이 제시한 프로그램을 공감하며 받아들일 수 있는 심리 상태인지, 여행이나 생리 등 다이어트 프로그램을 이행하는 데 방해가 될 만한 요소는 없는지 등등. 그는 학습은 빨랐지만, 모든 것을 머리로만 받아들인 자신의 문제를 직시하고 고쳐나갈 방법을 모색했다.

이정현 다이어트 프로그래머의 예에서 보듯 다이어트 프로그래머는 냉철하게 분석한 결과를 토대로 프로그램을 작성하되, 고객에게 전달할 때는 아주 부드럽게, 상대방을 충분히 고려해서 그의 속도와 가능성에 맞도록 해야 한다.

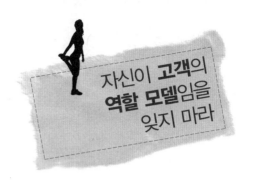

다이어트 프로그래머는 두말할 필요 없이 자기 몸매 관리를 철저히 해야 함이 기본이다. 미용사가 머리를 산발한 채 있으면 누가 그 미용사에게 머리 손질을 맡기겠는가.

다이어트 프로그래머가 미스코리아처럼 예쁘거나 모델 같은 몸매를 유지할 필요는 없지만, 적어도 군살이 삐져나오는 모습, 뱃살이 겹치는 모습은 보이지 않도록 해야 하지 않을까?

잉여 지방이 잔뜩 쌓인 비만 체형으로 비만 고객을 관리한다는 것은 그 자체가 모순이다.

다이어트 프로그래머로 성공하기 위해서는 항상 스스로를 가꾸며 자기계발을 위하여 노력해야 한다. 전문적인 다이어트 관련 지식을 습득하고

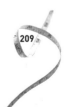

익히는 것 못지않게 건강한 몸과 정신을 가지도록 힘써야 한다. 다이어트 프로그래머가 자신을 가꾼다는 것은 성형을 하고 아름답게 꾸미는 데 투자를 하라는 것이 아니다. 건강한 몸과 마음을 유지하라는 것이다. 고객은 자신의 몸매를 만들어줄 다이어트 프로그래머의 체형에 관심이 많다. 심지어 그것을 평가하고 그 결과에 따라 신뢰 여부를 단정 짓기도 한다.

3년차 다이어트 프로그래머 성수정 씨는 관리의 필요성을 이렇게 강조한다.

"이 일을 시작한 후 누군가를 만나서 직업이 무엇인지 이야기하고 나면 나오는 첫마디는 '아~그래서 날씬하구나.' 예요. 꼭 연예인처럼 S라인의 몸매를 가질 필요는 없지만 꾸준히 자신을 관리해줘야 할 필요성이 있지요. 저 역시 다이어트 경험이 있는데, 긴장감을 가지고 꾸준히 신경을 쓴 결과 요요현상 없이 지금까지 잘 유지되는 것 같아요."

그러나 다이어트 프로그래머의 근무 환경은 건강한 몸매를 유지하는 데 그리 좋은 조건이 되지는 못한다. 모든 서비스 업종이 그렇겠지만 남들이 쉴 때 같이 쉴 수가 없다.

퇴근 후 다이어트센터를 찾는 직장 여성들이 많기 때문에 저녁 늦게까지 근무해야 한다. 저녁 늦게까지 일하고 나면 저녁 식사를 했더라도 출출하다. 출출하진 않더라도 뭔가 허전해 바로 퇴근하지 못하고 동료와 차 한잔, 술 한잔할 기회가 많다. 고슴도치형 고객이라도 만났다면 스트레스로 인해 소주 한잔에 매운 낙지볶음이라도 먹어야 성이 풀릴 것 같아 주점으로 향하곤 한다.

하지만 그런 일이 빈번하게 되면 자신도 모르는 사이 몸매는 망가져버리게 된다. 그뿐인가. 허탈감, 자신감 결여 등 정신적 불안감에도 휩싸이게 된다.

　다른 직업도 마찬가지지만 다이어트 프로그래머는 직업상 더더욱 자신과의 싸움에 긴장을 늦추어서는 안 된다. 고객들 대부분이 자신과의 싸움에서 실패했다는 생각을 가지고 센터를 찾아오기 때문이다. 그렇기 때문에 그들을 변화시키는 다이어트 프로그래머는 적어도 자기 관리는 잘하는 사람으로 인식되어야 할 것이다.

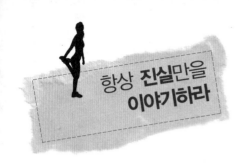

다이어트 프로그래머에게 필요한 직업 윤리는 진실함이다. 어쩌면 가장 중요한 자질일 수 있다. 고객을 항상 진실하게 대해야 한다. 예전에는 다이어트 관련 업종을 좋지 않은 시선으로 보는 이들이 많았는데 문제 있는 다이어트 상품을 팔면서 거짓된 정보로 고객을 현혹시키는 일들이 많았기 때문이다. 다이어트 프로그래머 이경영 박사의 이야기다.

"15년 전만 해도 부실 다이어트 식품을 신문에 전면 광고로 실어서 원가와는 비교되지 않는 높은 가격으로 상품을 팔아 고액을 챙긴 후 사무실을 정리하고 도망가는 일들이 많았어요. 제가 이 일을 시작했을 때만 해도 저역시 그와 같은 부류가 아닌지 의심하는 고객들이 있었죠. 그래서 과학적으로 증명되지 않은 것은 절대 말하지 말자는 다짐을 했어요. 박사 학위까지 받은 것도 검증된 다이어트 방법을 배우고 싶었기 때문입니다."

다이어트로 고통받고 힘들어하고 있다고 해서 고객에게 거짓된 정보나 지식을 제공해서는 안 된다. 설사 고객의 체중이 증가하거나 변화가 없더라도 거짓으로 관리 데이터를 설명하지 않아야 하며 항상 진실만 이야기해야 한다. 수분이 줄어서 체중이 줄어든 것을 체지방이 감량되었다고 해서도 안 되고 한 달에 10kg 이상이 빠진다는 과학적 근거가 전혀 없는 상담을 해서도 안 된다. 당장의 이익에 눈이 멀면 다이어트 프로그램 자체에 불신을 가져오기 때문에 결국 시장 자체를 음성적으로 변화시키게 된다.

실제 경험자의 이야기이다. 22세의 A씨, 거리 홍보 일을 하고 있다 보니, 몸매에 신경을 쓰게 되었고 자연 다이어트에 관심이 많아졌다. 월급의 많은 부분을 다이어트센터에 가져다준 일도 허다하다.

"다이어트 프로그램은 과학적이어야 해요. 몇 군데 다녀봤는데, 어떤 곳은 그저 성과만 높이려고 측정치를 속인다든가, 원하는 만큼 효과가 안 나오면 엉뚱한 원인을 가져다 대곤 했죠. 한두 번은 모르고 속았는데 점점 신뢰를 잃게 되더군요."

성수정 다이어트 프로그래머 역시 경과와 결과에 대해 한 치의 거짓이 있으면 안 된다고 강조한다. 고객 스스로 용기를 가지도록 하는 것과 헛된 환상을 심어주는 것은 엄연히 다르다고.

"다이어트에도 정도(正道)가 있어요. 식이 조절과 운동, 행동수정요법이 병행되어 내 습관으로 자리 잡아야만 건강하게 살을 빼고 유지할 수 있는 것이죠. 텔레비전, 인터넷 등 많은 매체에서 요행을 바라게끔 쉽게 살을 뺄 수 있다고 하는 정보를 많이 보게 돼요. 이 역시 다이어트 프로그래머들이 바로잡아나가야 할 부분이라고 생각해요."

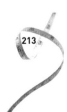

다이어트 프로그램을 적용했을 때 누구나 바로 효과가 나타나는 것은 아니다. 또 일정 기간 효과가 있다가도 어느 정도 선에서 멈추게 되는 경우도 있다. 그럴 때마다 원인을 제대로 분석해서 사실 그대로 알려주어야 한다. 효과를 얻기 위해서 노력해야 할 부분도 덧붙여서 자세히 일러주어야 한다.

고객이 실망하는 모습을 보기 어렵더라도, 또다시 자신감을 잃고 포기할까봐 걱정되더라도 거짓말, 비록 선의의 거짓말일지라도 하면 안 된다. 당장은 눈속임이 되겠지만 나중엔 그 파장이 커다란 눈덩이가 되어 덮칠지 모른다. 고객이 그 사실을 아는 순간 더 이상 회복할 수 없는 지경에 이르게 될 수도 있다.

처음부터 끝까지 진실로 대하자. 마음을 다해 진실로 고객을 대하다 보면 언젠가는 비만으로 취업에 실패했던 고객이 다이어트에 성공하여 취업한 후 명함을 건네 오고, 살이 쪄서 우울증에 걸렸던 여대생이 살이 빠진후 친구들과 셀카를 즐기게 되었다며 반갑게 전화하고, 공격적이고 예민해서 고슴도치 같았던 고객이 웃는 얼굴로 꿈에 그리던 예쁜 원피스를 샀다고 자랑하는 날이 올 것이다. 그때는 뿌듯함을 넘어선 절대적 행복감을 느끼게 될 터이다.

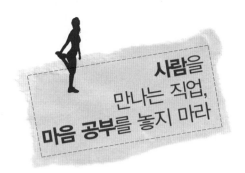

다이어트 프로그래머를 하면서 가장 힘든 점은 아무래도 사람을 만나면서 겪게 되는 스트레스다. 물론 자신이 담당한 모든 고객과 사이가 원만한 것이 가장 바람직하겠지만 부정적인 마인드의 고객을 만나서 상담을 하다 보면 부정적인 에너지를 받을 수 있다. 일종의 전문 서비스 직업이라고 할 수 있는 다이어트 프로그래머들에게 공격적이면서도 자기 방어가 강한 고슴도치형 고객은 대화하기 힘든 상대이다. 다른 고객들에 비해 관리 데이터가 좋은데도 더 빠른 감량을 요구하며 짜증을 내거나, 요요현상이 우려되어 감량이 더딜 것이라고 미리 설명해주었는데도 살이 잘 안 빠진다고 화를 내는 이도 있다. 스무 명 중에 한 명 정도는 이런 고객이 있다고 하는 경력 4년차의 김성경 실장의 인터뷰를 보자.

"모든 고객들이 착한 양처럼 말을 잘 따라줄 거라고 생각한다면 순진한 착각입니다. 특히 다이어트 경험이 많을수록 본인이 다이어트 전문가보다 더 많이 안다고 생각합니다. 하지만 이런 고객과의 관계에서 내가 스트레스를 받게 되면 오히려 다른 고객들이 피해를 보게 됩니다. 부정적인 에너지가 남아 있어 수준 높은 상담을 하기 힘들지요. 다이어트 프로그래머들은 스트레스 관리 능력이 중요합니다. 술을 먹거나 과식을 한다면 이 역시 비만 고객과 다를 바 없기 때문에 운동을 하거나 영화를 보는 방법으로 스트레스를 해결합니다."

그래서 많은 다이어트 프로그래머들이 이 직업에 가장 어울리는 성격으로 활발하고 적극적인 마인드를 가진 따뜻한 품성을 꼽는다. 소극적인 성격의 소유자이거나 내성적인 사람은 스스로의 마음을 다스리는 일에 신경을 써야 한다.

또한 상담 내내 자기 감정을 배제해야 한다. 앞서 고객의 이야기를 마음을 다해 듣고 나누라고 했지만, 그것이 고객의 감정에 휩쓸리라는 얘기는 아니다. 마음은 충분히 공감해주되, 한 발짝 떨어져 객관적이고 정확하게 문제를 파악해야 한다.

공감은 하되, 상대방의 감정에 휩싸이지 않는다는 게 그리 쉬운 일은 아니다. 다른 감정에서는 쉽게 빠져나올 수 있을지라도 부정적인 기운으로 인한 스트레스로부터는 참으로 버티기 쉽지 않다. 그러한 스트레스로부터 마음을 객관화하는 일, 평소 마음 공부를 하면 가능해진다.

마음 공부는 자신의 마음을 들여다보는 일에서 시작한다. 스트레스를 받거나 화가 나는 이유를 곰곰 생각해보면 표면상 이유와 내적 원인이 다른 경우가 많다. 상대방 때문에 화가 난 줄 알았지만 속을 들여다보면 결국엔 자기 안에 원인이 있음을 알게 된다. 때문에 늘 자신을 들여다보는 훈련을 해야 한다.

하지만 무엇보다도 에너지가 되는 것은 어려움을 극복했을 때의 성취감이다. 김성경 다이어트 프로그래머의 경험이다.

상란 씨. 여. 32세. 162cm 키에 78kg. 기본 성격 침울. 직장을 구하던 중 면접에서 계속 떨어지자 뚱뚱한 몸이 원인이라고 생각해서 찾아온 경우다. 상담을 하고 프로그램을 만들어 이런저런 식습관 변화를 권했다. 한데 영 자신 없어 했다. 시작도 해보지 않고 자신은 아마도 할 수 없을 것이라고 단정 지으며 말했다.

본격적으로 프로그램을 진행하기에 앞서 자신감부터 키워야 했다. 하루는 분위기 좋은 식당에서 밥을 먹고 차를 마시며 상담에 들어갔다. 아니, 그냥 사는 이야기를 자연스럽게 꺼냈다. 이런저런 얘기 중에 엄마 이야기가 나왔다. 상란 씨는 공부를 곧잘 했다. 요즘으로 말하면 엄친딸 정도는 되었던 것 같다. 올 백을 맞은 경우도 꽤 있었다 하니 말이다. 한데 엄마는 그의 말을 빌리자면 참 야박했다. 올 백을 맞았을 때는 당연한 표정을 지었지만 성적이 떨어졌을 경우에는 화를 내며 혀를 끌끌 찼다고 한다. 그런 엄마의 표정을 볼 때마다 상란 씨는 늘 기가 죽었다고. 대학 축제 때도 재미있는 행사를 기획하고 치러내느라 바쁜 그를 보며 엄마가 했던 말은 늘 이런 식이었단다.

"네까짓 게 뭘 한다고~"

대학교 4학년 때 독립해 엄마랑 자주 만나지 않으면서 어느 정도 극복했는 줄 알았는데, 새로운 일을 해보려 하면 여지없이 힘들어하는 자신을 만난단다. 그리고 그 영향은 사랑에도 미쳤다. 소극적으로 대응하며 상대의

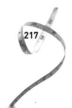

217

마음을 확인하는 태도로 일관한 것이다.

김성경 다이어트 프로그래머로서는 상란 씨의 기를 살리는 일이 급선무였다. 심리 관련 책을 읽었다. 심리 상태부터 파악하고 상담을 하니 상란 씨는 조금씩 마음을 열기 시작했다. 자신을 이해하고 도와주는 이가 옆에 있다고 생각해선지 자신감도 하루가 다르게 높아져갔다.

1... 거식증

식사 등 먹을거리를 일체 입에 대지 않는 증상이다. 정신의학적 명칭은 신경성식욕부진증(Anorexia Nervosa). 자신의 몸에 대한 강박관념이 지나쳐 나타난다. 저체중임에도 불구하고 체중을 끊임없이 감소시키려고 한다. 주로 완벽주의자가 이러한 행동 양상을 보인다. 다이어트를 하는 중에 3개월 이상 월경이 없으면 혹시 거식증이 아닌가 한번쯤 의심해보아야 한다.

거식증에는 여러 신호들이 있다. 먼저 행동 관련 신호. 단식, 절식 등과 같이 식사 행동에 제한을 둔다, 음식을 조각조각 센다거나 음식을 잘게 썰어서 먹는다, 음식에 대한 두려움이 크다, 폭식을 한다, 체중 조절을 위해 구토를 하거나 변비약, 이뇨제, 다이어트 식품과 같은 약물을 습관적으로 복용한다.

다음 신체적 신호. 단기간 동안 체중이 현저하게 감소하였다, 월경이 불규칙해지거나 멈추었다, 추위에 민감하다, 머리카락이 많이 빠진다, 두통이 있다, 쉬 피곤하다, 조금만 먹어도 속이 꽉 찬 느낌이 들며 메슥거리고 답답하다. 그밖에 병리적 현상으로 변비, 골다공증, 무월경, 갑상선 기능 저하, 대뇌 위축, 폭식증을 보인다.

심리적으로도 어려움을 겪는다. 모든 면에서 완벽해야만 인정받는다고 생각한다, 자존감이 낮다, 무기력감, 슬픔과 우울감 등을 자주 느낀다, 대인관계를 피한다, 체형과 체중, 그리고 음식에 대해 인지적 왜곡이 심하다.

거식증을 치료하기 위해서는 신체적 치료 외에 정신적 치료를 동반해야 한다. 주로 섭식 행동과 패턴에 대한 장기적인 인지 행동 치료를 한다. 하지만 무엇보다 환자 스스로 다이어트에 대한 부담감과 스트레스에서 벗어나는 게 최우선이다.

2...   폭식증

음식을 조절할 수 없는 식이 장애 중 하나다. 폭식과 구토를 반복적으로 한다. 신경성대식증, 신경성폭식증이라고도 하는데 12~35세 사이 여성에게서 많이 발병한다.

짧은 시간 동안 무섭게 먹어대는데, 복통과 구역질이 날 때까지 거의 기계적으로 먹는다. 이후 몸무게가 늘어나는 것을 막기 위해 변비약, 설사약, 이뇨제 등의 약물에 의존한다. 폭식 당시에는 쾌감을 느끼지만 곧 불쾌감을 느끼면서 구토를 한다. 대개 이런 행동이 적어도 1주일에 2회 이상씩, 3개월 넘게 지속되면 폭식증이란 진단을 내릴 수 있다.

폭식 시 달고 기름진 음식을 주로 먹는데, 그러고 나서 죄책감, 자신에 대한 혐오감, 열등감, 낮은 자존감 등을 느낀다. 또한 체중 조절에 지나치게 신경 쓰기 때문에, 자신이 남들보다 뚱뚱하다고 생각해 다이어트에 매우 집착하고 음식 조절이 안 되는 것에 대한 두려움을 가진다.

대표적인 증상은, 심장마비의 위험성 고조, 소화계 이상, 식도 손상, 위확장이나 위천공 등이다. 그나마 다행스런 점은 거식증 환자와 달리 스스로 자신의 문제를 잘 알고 있다는 것이다.

3... 마구먹기장애

거식증이나 폭식증보다 흔히 나타난다. 일부러 구토를 하지 않는다는 점에서 폭식증과 구별된다. 기분에 따라 음식을 찾는다. 기분 좋을 때는 기분이 좋아서, 스트레스 받을 때 역시 스트레스를 해소하기 위해서. 또 어떤 일을 마쳤을 때, 시작할 때, 집에 혼자 있을 때, 심심할 때도 무언가 먹는 것으로 달랜다. 배가 고프지 않은데도 항상 무언가를 먹으려 한다. 이런 경우 음식의 가짓수나 양을 통제하기보다는 식사 시간을 잘 지키고 배고픔을 느낀 후에 음식을 먹도록 하는 습관을 기르는 게 좋다. 가족이 치료에 동참해야 효과가 있다.

다이어트 프로그래머의
역할과 전망

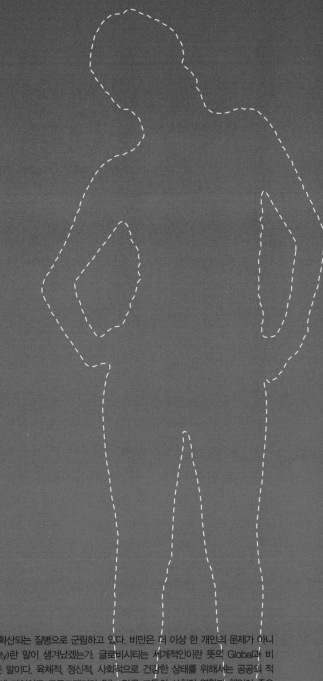

이제 비만은 세계에서 가장 빨리 확산되는 질병으로 군림하고 있다. 비만은 더 이상 한 개인의 문제가 아니다. 오죽하면 글로비시티(Globesity)란 말이 생겨났겠는가. 글로비시티는 세계적인이란 뜻의 Global과 비만이란 뜻의 Obesity를 합해 만든 말이다. 육체적, 정신적, 사회적으로 건강한 상태를 위해서는 공공의 적 비만을 물리쳐야 한다. 그 최전선에 다이어트 프로그래머가 있는 만큼 그들의 사회적 역할과 책임이 중요하다.

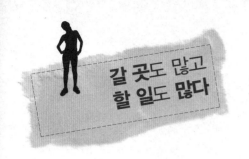

갈 곳도 많고
할 일도 많다

이제 비만은 세계에서 가장 빨리 확산되는 질병으로 군림하고 있다. 비만은 더 이상 한 개인의 문제가 아니다. 전 세계 성인 가운데 16억 명이 과체중이며, 이중 4억 명이 비만이다. 오죽하면 글로비시티(Globesity)란 말이 생겨났겠는가. 세계적인이란 뜻의 Global과 비만이란 뜻의 Obesity를 합해 만든 말이다.

세계보건기구는 '건강하다'의 정의를 육체적, 정신적, 사회적으로 안녕(Well-being)한 상태라고 했다. 한데 비만은 당뇨병, 고지혈증, 고혈압, 뇌졸중, 심장병, 신부전증, 심지어 암까지 일으킬 정도로 육체적으로 위협을 준다. 최근에는 비만이 정신적 안녕을 위협하여 신경성폭식증, 거식증, 마구먹기장애 등의 식생활 관련 정신 질환과 우울증 등의 직접적 원인이 된다는 사실이 밝혀지고 있다. 인제대 의대 오상우 교수팀은 연구를 통해 우울증 환자들이 복부의 내장 비만이 높다는 것을 밝혀낸 바 있다.[15]

김성경 다이어트 프로그래머가 직접 경험한 사례를 들어보자.

다이어트 프로그래머를 통해 4개월 동안 10kg을 감량해 60kg대에 들어선 59세 여교사의 성공적인 다이어트 이야기다. 갱년기 우울증과 비만이 합쳐져 암울했던 그녀의 삶이 다이어트로 180도 달라졌다.

"폐경 후 살이 급격히 찌면서 우울증도 생기고 가르치는 아이들도 내가 뚱뚱하다고 무시하는 것 같아서 속상하고 울컥 눈물이 난 적이 많아요. 살이 찌면서 무릎이 많이 아파 서서 수업을 하기도 힘들었고 예전에 입었던 옷들도 다 동생들에게 줘버렸어요. 폐경 후 여성으로서의 상실감이 커진 상태에서 살까지 찌면서 자꾸 짜증스러워져 가족들에게 화를 냈죠. 딸이 보다 못해 다이어트 프로그래머에게 도움을 받아보라고 했어요. 딸의 성화에 처음에는 억지로 끌려갔지요. 나처럼 나이가 든 사람이 과연 살이 빠질까 회의적이었기 때문이었어요. 딸과 같이 다니면서 식이요법과 운동요법을 하고 꾸준히 관리를 받자 4개월 후 복부가 10cm 줄었어요. 병원에서도 혈압이 많이 떨어져서 이제 위험하지 않다고 하더라고요. 무릎도 더 이상 아프지 않아 수업하는 것이 즐거워요. 왜 내가 곧 죽을 사람이라고 생각하면서 다이어트를 시도조차 하지 않았는지 지난 시간이 아까울 뿐이에요."

비만인들이 사회적으로 안녕한 상태라고 보기 힘든 것은 앞의 예에서 보았듯이 취업 문제도 있지만 왕따 현상이 나타나기 때문이기도 하다. 다음은 다이어트 프로그래머에게 상담을 의뢰한 한 초등학생 어머니의 인터뷰다.

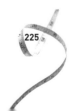

"아버지 직업 때문에 미국에서 살다가 얼마 전 한국에 왔어요. 딸이 초등학교 4학년인데 전교에서 가장 덩치가 커요. 심지어 남자 아이 중에서도 우리 딸만큼 비만인 애는 없어요. 그런데 남자 아이들이 우리 딸과 짝을 하지 않겠다고 담임선생님께 이야기를 했대요. 남자 아이들뿐만 아니라 여자 아이들도 우리 딸과 어울려 놀지 않으려고 해요. 담임선생님이 조심스럽게 다이어트를 권하더라고요. 요즘 애들은 자신과 다른 것에 대해서 포용하는 능력이 떨어진대요. 그래서 몸무게를 줄이면 또래 친구들과 같이 생활하는 데 도움이 되지 않을까요. 살이 찌니까 자주 허리가 아프다고 짜증내고 수업 시간에 조는 경우도 많아 성적도 오르지 않네요."

그런데 더욱 심각한 문제는 어린이와 저개발 국가의 비만율이 위험 수위에 다다랐다는 사실이다. 가장 먼저 꼽을 수 있는 주범은 미국이다. 패스트푸드의 제국 미국이 선봉에 서서 비만이란 병을 마구 확산시키고 있다.

세계보건기구는 비만과의 전쟁을 선포하였다. 세계는 비만과 싸워야 한다. 그 전선에 다이어트 프로그래머가 있다. 다이어트 프로그래머의 역할이 중요하다.

다이어트 프로그래머는 비만의 원인을 제대로 파악하고 해결함으로써 잃어버린 건강과 자신감을 회복시켜주어 개인에게는 행복을 되찾아주고, 크게는 사회 전체가 밝고 건강해지는 데 일조할 수 있다. 다이어트 프로그래머의 사회적 역할이 큰 셈이다.

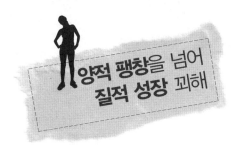

양적 팽창을 넘어
질적 성장 꾀해

앞에서 언급했듯이 우리나라의 다이어트 산업은 1992년 이후 해마다 급성장해 2008년 약 1조 5천억 원의 거대 시장으로 발전했다. 2015년에는 건강관리 서비스 이용자가 785만 명으로, 전체 인구의 약 16%에 달할 것으로 추정됐으며, 그 규모는 2조 5천억 원 내외로 2008년에 비하면 두 배가량 증가할 것으로 예상됐다.[16]

이렇게 폭발적으로 높아지는 다이어트 시장의 성장세만큼 다이어트 관련 산업과 직업도 마구 늘어나고 있다. 다이어트 프로그래머 교육 기관 역시 마찬가지다. 한국다이어트프로그래머협회 회장을 맡고 있는 이경영 박사의 의견이다.

"다이어트 프로그래머는 영양학과 운동학은 물론, 비만학, 생리학 등 다

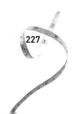

양한 학문적 접근이 필요하기 때문에 제대로 공부하고 준비하는 것이 중요합니다. 그런데 최근에 유사 협회들이 생기면서 시험도 없이 자격증을 남발하고 있습니다. 물론 시장의 논리에 따라 인기가 있으면 항상 따라하는 이들이 생기기 마련이지만 이것은 결국 다이어트 프로그래머의 질을 떨어뜨리는 결과를 초래할 것입니다."

이어 이경영 박사는 마들렌을 예로 든다.

"예전에 일본에 마들렌이라는 유명한 프랑스식 티 케이크가 들어왔는데 인기가 아주 많았어요. 그러자 마들렌의 레시피도 정확히 모르면서 대충 만들어 파는 베이커리가 늘었고 결국 사람들은 정통 마들렌의 맛은 모른채 짝퉁 마들렌을 먹으면서 마들렌 자체가 맛없는 빵이라고 생각하게 된 거죠. 다이어트 프로그래머 역시 쉽게 자격증을 딸 수 있다는 유혹에 속아 제대로 된 자격 시험을 치르지 않게 되면 그 피해는 다이어트 업체와 고객에게도 가겠지만 결국 부메랑처럼 다이어트 프로그래머에게 돌아가게 됩니다."

무엇이든 원조와 정통이 있듯이 다이어트 프로그래머로 제대로 성장하려면 교육 기관 역시 제대로 선택해야 함을 강조한다.

2005년 이후에는 다이어트 프로그래머의 양적 팽창과 더불어 질적 성장도 나타나기 시작했다. 석사 출신의 다이어트 프로그래머가 배출되고 이경영처럼 박사 학위를 지닌 그야말로 실력파 다이어트 프로그래머의 등장도 두드러지고 있다.

질적 성장은 학위만으로 가늠하는 것은 아니다. 비만 인구가 늘어나는 만큼 그 원인과 행태도 다양하게 나타나므로 그에 적합한 안내를 할 수 있도록 다이어트 프로그래머 역시 자신이 주력할 분야를 찾아 나설 필요가 있다.

이정아 다이어트 프로그래머는 자신이 주의를 좀 더 기울여야 할 부분이 있는 것 같다고 말한다.

"고등학교 때 거식증을 앓던 친구 때문에 다이어트에 관심을 기울이게 되었어요. 친구를 도와줄 수 있는 방법을 찾던 중 다이어트 프로그래머라는 직업을 알게 된 거죠."

그렇게 다이어트 프로그래머로 일을 시작하고 6개월 동안 청년사업단의 일환으로 저소득층 아동들의 정서 개발과 학습을 지원하는 일을 하였다. 그 과정에서 어른들이 방치하여 잘못된 식습관을 가지게 된 고도 비만 아동을 많이 보았다. 이 아이들은 가정 형편으로 인해 치료나 교육을 받을 기회조차 얻을 수 없었다. 이정아 다이어트 프로그래머는 그들에게 도움을 주고 싶었지만 무엇을 해야 될지 몰라 진정한 도움을 주지 못했던 것이 아쉽다.

그러고는 다짐했다. 이제까지는 찾아오는 고객만을 보았지만, 앞으로는 눈앞에 보이지 않더라도 우리 사회 곳곳에서 비만으로 신음하고 있는 이들을 찾아 나서고 그들이 비만이라는 무거운 짐을 물리치고 새 삶을 살아갈 수 있도록 노력하겠다고.

자신이 가야 할 길을 정확히 알고 있는 다이어트 프로그래머는 또 있다. 바로 엄지연 씨다. 식이요법, 운동요법, 행동수정요법만을 가지고 가장 안전하고 이상적인 다이어트 프로그램을 설계하는 이론에 엄지연 씨는 "바로 이거야!" 하고 결정했다. 앞뒤 가릴 것 없이 바로 자격증을 취득하기 위해 공부를 시작했다.

사실 엄지연 씨의 전 직업은 조리사다. "음식으로 못 고치는 병은 의술

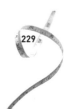

로도 못 고친다."는 말이 있듯이 하루빨리 훌륭한 요리사가 되어서 자신이 만든 음식을 먹고 사람들이 건강해지기를 바랐다. 하지만 이상과 현실은 크게 달랐다. 그의 바람과는 달리 그가 만들고 있는 음식은 건강과는 거리가 멀었다. 설탕과 기름, 조미료로 범벅이 되어 오히려 건강을 해치는 음식들뿐이었다.

'내가 원했던 건 이게 아닌데…….'

어느 순간 회의가 들기 시작했다. 좀 더 직접적으로 다른 사람이 건강해지는 것을 도와주는 일을 하고 싶었다. 그러다가 세계적으로 문제가 되고 있는 비만의 심각성에 대해 알게 되었고 우리나라 또한 비만으로 인해 고통받는 인구가 점점 늘어나고 있다는 사실을 알았다. 엄지연 씨 역시 여러 차례 다이어트를 시도하던 터였기에 남의 일 같지가 않았다.

"살을 빼고 싶은 사람의 마음은 다이어트를 하지 않은 사람이라면 이해하기 힘드니까요."

원하던 일을 할 수 있게 된 엄지연 씨는 이제 아이들에게로 눈을 돌렸다. 그는 세상 누구보다도 행복해야 할 아이들이 비만으로 인해 순수하고 예쁜 미소를 잃지 않도록 지켜주고자 한다. 늘어나는 아동 비만이 가정과 국가에 여러 가지로 부담을 주기 때문에 언젠가는 아동들을 위한 전문 다이어트 프로그램을 짜고 싶다. 그날을 위해 그는 노력하고 또 끊임없이 공부한다.

영양사가 영양과 관련한 전반적인 서비스를 제공한다면 임상 영양사, 급식 영양사, 산업 보건 영양사 등은 한 단계 업그레이드된 전문 영양사라고 할 수 있다. 영양사 면허를 취득한 후에 관련 분야의 석사 이상의 학위와 적어도 6개월 이상의 영양사 근무 경력이 있는 이들이 시험을 통해 전문 영양사 자격을 받기 때문이다.

다이어트 프로그래머 역시 특정 분야에 전문성을 가지고 있다면 바랄 나위 없다. 예를 들면 성별에 따라, 혹은 어린이나 노인 등 연령에 따라, 성인 중에서도 청장년기 · 중장년기 · 노년기 등으로 관심 분야를 세분화하면 그에 대해 더욱 집중 연구할 수 있을 것이다. 물론 아직도 20, 30대 젊은 여성들이 다이어트 시장의 주 소비자인 것은 사실이지만 새로운 시장이 계속 열리고 있다는 것을 주시할 필요가 있다.

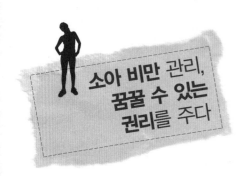

소아 비만 관리, 꿈꿀 수 있는 권리를 주다

2006년 세계보건기구 회의에 참가한 유럽의 각국 대표들은 「비만에 대응하는 유럽 헌장」을 채택하고 "2015년까지 지금의 (증가하는 어린이) 비만 추세를 되돌려놓자!"는 결의를 다졌다. 헌장의 내용을 보면, 성인은 두 사람에 한 명, 어린이는 다섯 명에 한 명 꼴로 과체중이며 그중 3분의 1이 비만이다.[17]

우리나라 현실은 어떤가. 대한비만학회가 2006년 조사한 바에 따르면, 서울 지역 초등학생 1,321명 중 남학생은 전체의 16%가, 여학생은 전체의 9%가 비만인 것으로 나타났다.[18] 그리고 이 수치는 놀라운 속도로 증가하고 있다.

비만의 형태를 나눌 때, 지방 세포의 수가 많으면 지방세포 증식형이라

하고, 지방 세포의 크기 자체가 크면 지방세포 비대형이라 한다. 성인 비만은 지방세포 비대형이지만 소아 비만은 지방세포 증식형과 비대형이 복합적으로 나타난다. 심하게는 정상인의 세 배까지 지방 세포가 증가한다. 그렇기 때문에 소아 및 청소년 시기에 이미 비만이면 성인 비만으로 이어져 성인이 된 후 살을 빼기가 더욱 어렵다.

소아 비만이 더욱 심각한 것은 이것이 성인병으로 연결된다는 사실이다. 소아 비만은 소아당뇨, 동맥경화, 성조숙증, 고지혈증, 지방간, 고혈압, 저혈당증으로 인한 체력과 학력 저하 등 여러 합병증과 부작용을 동반한다.

또한 체형의 변화와 운동 능력 저하에 따른 열등감에 의해 성격이 변하기도 한다. 주로 내성적이고 소극적이며 비활동적인 성격을 형성하게 되는데, 이러한 현상이 심해지면 불안감에 따른 심신증과 등교 거부 등의 문제를 일으킬 수도 있다.

반면 비만하더라도 사교적이고 적극적이며 낙천적인 성격을 가지고 있는 경우도 있는데, 이는 심리적 고통을 감추려는 반응의 하나로 분석되기도 하므로 세밀하게 관찰할 필요가 있다.

소아 비만을 일으키는 원인으로는 유전자 돌연변이, 호르몬 이상 등의 질환, 환경적 요인 등을 꼽을 수 있는데, 최근 들어 소아 비만의 주범으로 꼽히는 것은 단연 환경적 요인이다. 비만은 칼로리의 과다 섭취로 인해 생긴다. 오늘날의 아이들은 필요 열량보다 많이 섭취하면서도 움직임이 적어 잉여 칼로리가 몸에 축적된다. 그것이 쌓여 과체중아, 비만아가 된다.

과잉 섭취의 형태는, 일단 과식을 꼽을 수 있고(특히 저녁 식사 시간에), 이어 기름기가 많은 음식의 과다 섭취, 탄산음료의 섭취, 정크푸드의 습관적

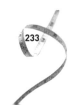

섭취를 들 수 있다. 잘못된 식습관에 일차적 원인이 있지만 소아 비만은 생활 습관에도 큰 영향을 받는다. 그중 가장 영향을 많이 미치는 것은 누구라도 예상하듯 텔레비전과 컴퓨터다. 한 조사에 의하면 아이들의 전체 활동시간 중 56%는 컴퓨터, 25%는 텔레비전과 시간을 보내는 것으로 나타났다. 운동을 하는 시간은 5.5%에 불과했다.

「비만에 대응하는 유럽 헌장」의 내용 중 "다음 세대의 건강을 좌우하는 어린이 비만을 막으려면 앞으로 4~5년간 어린이 식습관에 집중적인 관심을 쏟아야 한다."는 내용이 있다. 아울러 어린이를 겨냥한 고열량의 음식이나 음료수 광고를 제한하는 기준을 유럽 차원에서 마련하는 방안도 검토하고 있으며, 소아 비만 해결을 위한 다음과 같은 방법도 제시한다. 학교에서 무료로 과일 나눠주기, 구내 식당에서 건강 식품을 더 제공하도록 권장하기, 자전거 도로 확충하기, 아이들이 학교에 걸어서 오도록 권장하기, 계단 이용 촉진하기, 사람들이 걸어 다니기 편하게 가로등 개선하기, 텔레비전 시청 시간 줄이기 등이다.

소아 비만은 차세대의 건강을 좌우하는 키워드다. 현재의 어린이들이 건강한 몸과 정신을 유지하지 못하면 미래를 기대하기 힘들다. 따라서 조기에 발견하고 식이요법, 운동요법, 행동요법을 함께 실시하여 효과적이고 적극적으로 치료해야 한다.

식이요법

성인처럼 무작정 줄이면 안 된다. 성장과 발달을 위한 적정한 영양을 공급하면서 칼로리 섭취량을 점차 변화시켜야 한다. 잘못하면 성장을 둔화시킬 수 있다. 식단 작성 시 평소 좋아했던 음식을 무조건 제외시키면 힘들어

할 수 있다. 식사 내용을 차츰 수정해나가는 방식이 무리가 따르지 않는다. 하루 세끼를 반드시 지키도록 하고, 중간에 간식을 먹도록 하는데, 열량이 높은 음식은 피한다. 이 시기에 중요한 영양소는 미네랄과 비타민이므로 꼭 챙기도록 한다.

그밖에 주의할 점으로는 가능한 외식을 피하고, 야식은 절대 하지 않으며, 음식은 반드시 정해진 장소에서만 먹도록 한다. 또 천천히 꼭꼭 씹어 먹고, 설탕, 꿀, 사탕, 탄산음료 등 단순당이 많이 들어 있는 음식은 피하며, 패스트푸드와 밀가루 음식을 가급적 먹지 않는다 .

운동요법

소아 비만의 큰 특징 중 하나가 움직이는 시간이 줄어들면서 열량을 소모하지 않는다는 것이다. 그러므로 소아 비만의 치료에서 운동요법은 중요하다. 적절한 운동은 체지방을 많이 감소시키는 효과가 있지만 더불어 기분 전환에도 효과적이며 자신감을 얻을 수 있는 방편으로 작용한다.

비만 아동은 하루 60분, 일주일에 5일 정도 운동을 하는 게 효과가 있다. 성장판을 적절하게 자극하되, 손상을 줄 수 있을 정도의 고강도 운동은 피한다.

처음에는 하루 15분 정도만 가볍게 운동하고 차츰 시간을 늘려나간다. 최대 한 시간 정도가 적당한데 친구들과 뛰어다니며 놀기만 잘해도 사실 충분하다. 움직임의 종류로는 걷기, 뛰기, 수영, 자전거 타기, 줄넘기, 등산 등이 좋다.

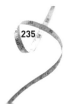

행동요법

평소 행동이나 습관 중 비만을 초래할 수 있는 부분을 교정하는 것이다. 하교 후, 학원에 가기까지 여유 시간 동안 컴퓨터 오락이나 텔레비전 시청 대신 계단 오르내리기나 산책, 자전거 타기 등으로 몸을 움직인다. 학원에 갈 때도 웬만한 거리는 걷도록 하고 집안일에도 동참하게 하여 가능한 부지런히 움직이도록 한다.

소아 비만을 해결하기 위해 각계에서 노력 중이다. 서울시 보건환경연구원은 지난 여름 '엄마와 함께 하는 어린이 비만과 식품 강좌'를 운영한 바 있다. 어린이 비만의 원인과 관리의 중요성, 비만도 계산법, 식품의 3대 영양소와 열량 및 어린이 기호식품의 열량 등을 교육하고 올바른 식품을 선택하는 방법과 건전한 식습관 등을 안내하였다.

또 지역의 생활협동조합 등에서도 바른 먹을거리 관련 교육을 시행하고 있으며, 올바른 식습관을 권장하기 위한 사설 센터도 속속 생겨나고 있다. 다이어트 프로그래머 역시 이러한 추세를 감안해 소아 비만을 전문 상담 영역으로 가져갈 필요가 있는데, 그러기 위해서는 별도의 관심과 노력을 기울여야 한다.

김성경 다이어트 프로그래머는 어린이 비만에 관심이 크다. 그는 대학에서 식품영양학을 전공했다. 입학할 때부터 미래의 자신의 직업은 당연히 영양사라고만 생각했다.

한데 대학교 3학년 여름방학에 보건소에서 주최하는 비만 어린이 영양캠프에 참가하게 되면서 생각이 달라졌다. 비만한 초등학생과 함께 2박 3일 캠핑을 하면서 어린이들의 평상시 생활 습관을 살펴보고, 건강한 식생활, 운동법 등을 교육하는 것에 재미를 느꼈다. 잘 따라주는 어린이들을 보면서 보람과 성취감도 느꼈다. 그러면서 비만 상담 영양사와 같은 상담을 겸한 직업이 활발하고 명랑한 자신의 성격에 맞고 적성을 최대한 발휘할 수 있을 거라는 생각이 들었다.

인터넷으로 직업을 찾기 시작하던 중 다이어트 프로그래머라는 직업을 알게 되었고, 평생 직업이 될 수도 있겠다는 생각에 뛰어들었다. 그랬기에 센터에 초등학생이 찾아왔을 때, 누구보다도 나서서 상담을 자처했다. 하지만 만만치 않았다.

"일반적으로 고객 중에는 젊은 여성이 많아요. 그 연령대의 다이어트 패턴은 자세하게 알고 있었고 관리할 때 자신감도 있었지요. 하지만 초등학교 5학년 여학생을 담당하면서 새로운 경험들을 하고 약간 당황스럽기도 했어요. 지방과 단백질의 합성 능력, 즉 동화 작용이 커지는 성장기이기 때문인지 성인과 비슷하게 다이어트를 해도 체중이 줄지 않는 것이었어요. 분석해보니 이 시기에는 가만히 있어도 체중과 근육량, 체지방이 늘기 때문에 다이어트로 더 이상 체지방이 늘지 않도록 막아주는 것만으로도 효과가 큰 것이더라구요. 또 성장을 고려해야 하기 때문에 성인처럼 식사량을 줄이는 것도 어려워서 성장판을 자극시키는 줄넘기나 농구 같은 운동을 함께 고려했지요."

성별과 연령대에 따라 다이어트 패턴이 달리 나타날 수 있음을 알려주는 예다.

소아 비만은 개인적으로는 학습 부진, 성장 저하, 신체적 정신적 장애 등을 일으키며 건강한 성장을 저해한다. 이는 청소년기와 성인기까지 여파가 있어, 하고 싶은 일을 하며 행복한 삶을 영위하는 데 지장을 주며 결국에는 수명까지 단축시킨다. 사회적으로는 다음 세대의 건강을 위협하는

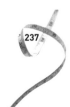

것으로 상당히 심각한 결과를 초래한다.

소아 비만의 치료에 있어 누구보다 가족, 특히 부모의 결단이 중요하지만 도움을 줄 수 있는 사람들이 사회적 사명감을 가지고 접근할 필요성이 가장 절실하다.

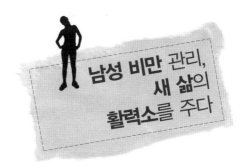

남성 비만 관리, 새 삶의 활력소를 주다

비슷한 신체 조성이라도 나이대나 다이어트 경험, 유전, 성별, 직업에 따라 다이어트 패턴이 다르기 때문에 신입 다이어트 프로그래머들은 초기 3년 정도는 다양한 타입들을 접해보는 것이 오히려 도움이 된다. 이른 바 A에서 Z까지 다양한 고객을 관리하면서 자신에게 가장 적합한 타입의 고객층을 특화시키는 것이다. 모 기업의 남성 사원 뱃살 빼기 프로젝트에 참가했던 성수정 실장의 인터뷰다.

"3년 동안 여성들만 상대하다가 회사에서 남성 비만 프로젝트를 한다고 해서 경험도 쌓고 공부도 할 겸 프로젝트에 참가했는데 여성들과는 많이 다르더라고요. 일단 여성 고객들은 식사량보다 군것질량이 많고 분식을 좋아하고 운동을 싫어하는데 남성 고객들은 식사량이 많은 건 같았지만 군것질보다는 술이나 육류, 야식 섭취가 많고 운동은 좋아하고요. 그리고 전문가의 충고에 대해 좀 더 진지하게 듣는 태도였어요. 대부분의 고민이 뱃살이었는데, 나중에 뱃살이 빠지고 나서 청바지를 사 입게 되었다고 좋아하는 것은 여성과 똑같아서 재밌었어요."

다이어트 하면 대부분 젊은 여성들이 몸매 관리를 위해 하는 것으로 떠올리는데, 비만이 확산되어 있는 현대 사회에서는 그야말로 연령대에 관계없이 다이어트를 고민하고 시도하는 사람들이 많다. 중년 남성 역시 다이어트를 심각하게 고민하는 층이다. 일단 기업에서 과체중, 비만을 경계한다. 이유는 과체중, 비만으로 인한 각종 질병으로 업무를 충실히 해내지 못할 경우를 우려해서다.

실리콘밸리의 한 연구소에서는 건강 유지법을 공지하고 그것을 잘 지키는 사원에게 상을 준다. 보험회사에서는 정상 체중의 사람이 술, 담배를 습관적으로 하지 않으면 보험료를 저렴하게 산정하기도 한다.

직장에서 요구해서가 아니라 스스로 다이어트의 필요성을 느끼는 경우도 늘어나고 있다. 김미진 다이어트 프로그래머가 만난 심상진 이사가 그런 케이스다.

"인사 관리를 하고 있는데 살이 찌면서 지적이며 샤프한 이미지가 사라졌어요. 그러다 보니 신입 사원조차 저를 만만하게 보는 것 같고, 20년 전 미국에서 유학할 때 샀던 정든 청바지를 이젠 허리 사이즈를 고쳐서도 못 입어요. 뱃살만 빠져도 20대처럼 팔팔한 것 같은 착각이 들 텐데……."

심 이사는 점차 살이 빠지면서 다시 젊어지는 것 같은 기쁨을 누렸다. 회사에서도 업무 효율이 높아졌다. 다이어트 효과는 가정에서도 나타났다. 몸이 비대했을 때는 주말이면 집에서 잠만 자는 등 가족에게 소홀히

했는데 다이어트에 성공하고 나서는 운동이 재밌어져 가족과 함께 배드민턴도 치고 인라인도 타게 된 것. 그러면서 자신은 물론 가족들의 행복 지수까지 높아졌다.

남성의 비만은 여성의 비만보다 위험하다. 체지방이 온몸에 고루 퍼져 있는 게 아니라 복부, 그중에서도 내장에 집중되어 있는데, 이는 고지혈증, 고혈압, 당뇨와 밀접한 관련을 맺게 된다. 그뿐인가. 통풍, 관절염, 담석증, 척추디스크, 정맥류, 암, 천식의 위험성도 있다. 아주 심각한 것은 혈관, 심장 질환으로 인한 돌연사다. 계단을 오를 때 얼굴이 벌게지거나 숨을 헐떡이는가? 그렇다면 자신의 체중에 대해 고민해보는 것이 좋다.

남성 다이어트! 개인의 건강을 위하고 가족의 안녕을 위해서도 꼭 해야 할 일이므로 다이어트 프로그래머의 적극적인 개입이 필요하다.

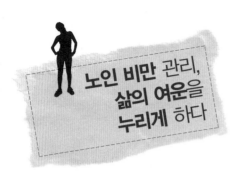

노인 비만 관리,
삶의 여운을
누리게 하다

2008년 기준 통계청 자료를 보면, 우리나라 평균 수명은 남자 76.5세, 여자 83.3세이다.

수명은 길어졌는데 노년의 삶의 질은 어떨까. 나아졌을까? 건강한 삶이란, 주위 환경에 계속적으로 잘 대처해나갈 수 있는 신체적·감정적·정신적·사회적 능력에 문제없음을 말한다.

주변 노인을 떠올려보자. 문제없음에 동의하기 힘들 것이다. 한두 가지 성인병 없는 노인이 아주 드물다. 식습관을 잘 관리하지 못한 사람은 뚱뚱한 몸집에 고혈압, 당뇨는 기본이다. 여기에 사람에 따라 고지혈증, 동맥경화, 심장 질환, 신장 질환 등 한두 가지 성인병을 더하기도 한다.

암 환자는 체형에 관계없이 많다. 결국 수명은 길어졌는데 건강한 노년을 보내고 있는 노인은 그리 많지 않은 것으로 보인다. 의료 기술에 의지해 수명을 연장하고 있다고 볼 수도 있겠다.

전체 노인 인구 중 방 안이나 침대에서 꼼짝 못하는 노인의 비율이 서구에 비해 한국이나 일본이 높다고 한다. 직접적인 원인은 뇌출혈, 뇌경색 등 혈관 질환이다.

평생 동안 각종 장아찌 등 염장 식품을 많이 섭취한 데다 서구형 식생활로 돌아서면서 고지방과 고단백 음식을 많이 섭취하게 됨에 따라 혈관 질환이 늘어난 까닭이다.

자, 노인들의 비만 관리는 늙어서도 스스로 몸을 건사하며 하루하루 즐기는 삶을 사느냐, 아니면 병원 갈 때나 아들 며느리 부축받으며 외출하고 그러지 않은 날에는 뒷방에 웅크리고 앉아 있는 가련한 신세로 살아갈 것이냐의 문제다.

수명이 길어진 만큼 노년의 하루하루를 의미 있게 살고 싶다면, 당장 다이어트를 실행해야 한다.

'다 늙었는데 뭐~'라는 생각은 하지도 말고 '이제라도'의 마음으로 시작해보자. 한데, 노인 다이어트는 어린아이나 장년의 다이어트와 달리 조심할 부분이 있다.

노인 고객을 많이 접했던 한성아 다이어트 프로그래머의 이야기를 참고해 정리해본다.

노인들은 기본적으로 평소 운동량이나 활동량이 많지 않고 골다공증 등으로 인해 갑자기 운동을 시작할 경우 근골격계가 손상될 수 있다. 이를 고려하여 운동의 종류나 시간, 강도를 신중하게 정해야 하고, 익숙해진 다음에도 갑자기 늘려서는 안 된다. 하지만 노인 스스로는 의욕과 시간이 많

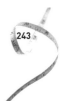

아 정한 양의 운동보다 오히려 더해서 무리가 따르는 경우가 있으므로 이에 대해 주의할 필요가 있다.

식이요법을 적용할 때는 치아가 좋지 않은 점, 신진대사가 활발하지 않아 흡수율이 떨어지는 점, 길들여진 입맛을 바꾸기 어려운 점, 육류 등의 제한에 대해 신체적 반응보다 심리적 반응이 크게 작용하는 점 등을 고려해야 한다.

그밖에 주의할 점이 몇 가지 더 있다.

기억력이 떨어지기 때문에 식사 일지를 스스로 작성하기 어렵다. 가능한 그때그때 기록하도록 하고, 정 어려운 경우 가족이나 지인의 도움을 받도록 한다. 식사 일지 기록은 다이어트 진행상 중요한 부분이다. 귀찮을 수 있지만 꼭 하도록 한다.

한데, 노인 다이어트는 스스로 하기에 어려움이 있다. 웬만해서는 굳이 하려고 들지 않기 때문이다. 세 살 버릇 여든까지 간다고, 평생 살아온 습관을 바꿔야 하는데 그게 그렇게 힘이 들 수가 없다. 가능하면 다이어트 프로그래머의 협조가 이루어지는 게 바람직하다. 이 부분은 노인 복지 차원에서 접근할 필요성도 분명 있다.

한편, 노인 다이어트를 위해 프로그래머들이 노력해야 할 부분이 있다. 식이요법과 운동요법 등과 관련해서는 앞에서 간단하게나마 다루었기에 상담 시 주의할 점만 몇 가지 소개한다.

일단, 귀가 어두운 분들이 많으므로 목소리를 크게 내야 한다. 성격이 급해서 기다리는 것을 무척 싫어하시는 분도 있으므로 가능하면 예약 시간을 정한다.

또 체력이 금세 떨어져 오랫동안 상담하거나 프로그램을 진행하기 힘이

드니 가능한 짧게 여러 번 만난다. 자주 만나는 것은 정신 건강에도 도움이 된다. 더불어 건강 관리까지 할 수 있으니 일석이조 아닌가.

　아이들이나 젊은 사람을 상담하는 것보다 노인을 상담하는 것이 어려운 점이 많은 건 사실이다. 하지만 노령 인구가 늘어가는 시대이다. 노인 다이어트 문제는 다이어트 프로그래머가 스스로의 전문성 확보와 함께 직업적 의무로 접근할 필요성마저 있다.

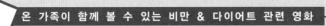

〈슈퍼 사이즈 미〉 감독 : 모건 스펄록, 98분, 미국, 2004

인류의 건강을 위해 햄버거만 먹었습니다!

고단백 저칼로리 다큐멘터리 영화!

세계 인류의 건강과 행복을 위해 시작한 30일간의 흥미진진하고 겁 없는 실험!

패스트푸드를 통해 다국적 기업의 횡포를 적나라하게 보여준다. 더불어 학교 급식, 건강의 기준, 다이어트, 중독에 대한 공포를 보여준다. 감독 모건 스펄록은 다음과 같은 규칙을 정해 한 달 내내 맥도날드 제품만을 먹으며 자신을 실험 대상으로 사용한다.

1. 슈퍼 사이즈를 권하면 무조건 먹는다.

2. 모든 음식은 맥도날드에서 판매하는 것만 먹는다(물 포함).

3. 한 달 동안 메뉴를 골고루 먹어야 한다.

4. 아침, 점심, 저녁 모두 꼬박 먹어야 한다(예외 없음).

그는 판단 능력이 떨어지는 아이들이 패스트푸드의 폭력에 무방비로 노출되었음을 비판하고, 판단을 할 수 있는 어른들 역시 패스트푸드의 위험성을 제대로 인지하지 못한 채 자신들의 몸을 망쳐가고 있음에 안타까워한다.

〈패스트푸드 네이션〉 감독 : 리처드 링클레이터, 112분, 미국, 2008

햄버거로 시작되는 거대 기업의 횡포와 이에 굴복할 수밖에 없는 일반 시민의 모습을 그려냈다. 패스트푸드 체인점의 마케팅 부사장 돈 앤더슨은 자기 회사 햄버거 패티에서 발견된 대장균(고기 속에 소의 배설물이 섞였다는 증거) 문제를 파헤치기 위해 고기를 납품하는 회사가 있는 콜로라도 코디(Cody)로 향한다. 그곳에서 그는 미국의 햄버거 패티에 사용되는 쇠고기가 어떻게, 누구에 의해서 만들어지는지 알게 된다. 영화는 쇠고기의 위생 문제만이 아니라 값싼 햄버거 하나에 들어가는 쇠고기 패티 한 장이 얼마나 많은 사람의 피와 땀과 눈물을 흘리게 한 대가인지 생생하게 보여준다.

〈길버트 그레이프〉 감독 : 라세 할스트롬, 118분, 미국, 1994

길버트 그레이프는 식료품 가게의 점원으로 일하며 집안의 가장으로서의 역할과 가족들로부터의 탈출에 대한 욕망 속에서 살아가고 있다. 그에게는 남편이 목매달아 자살한 이후의 충격으로 몸무게가 500파운드나 나가는 거구인 어머니와 정신 연령이 어린아이 수준인 저능아 동생 어니와 누나가 있고, 16세로 한창 멋 내기를 좋아하는 미모의 여동생 엘렌이 있다. 틈만 나면 높은 곳으로 올라가려 하는 동생 어니는 어머니의 엄청난 몸무게와 함께 집안의 골칫거리이다.

어니의 18번째 생일, 식구들은 그동안 쌓였던 갈등을 푸는 계기를 마련한다. 생일을 치루고 난 어머니는 평소에 쓰지 않던 침대로 가 눕는다. 식구들은 의아해하지만, 한편으론 어머니의 변화에 기뻐한다. 그러나 침대에서 편안한 모습으로 죽음을 맞이한 어머니를 보며 모두 슬픔에 빠진다. 아이들은 어머니를 놀림감으로 만들지 않기 위해 집을 태워버리기로 한다. 이후 아이들은 각자 자신들의 길을 찾아 떠난다.

〈디즈니 캠프〉 감독 : 스티븐 브릴, 97분, 미국
아이들의 비만을 소재로 한 가족 영화다. 마른 것보다는 살찐 것이 좋다고 생각하는 비만아 제리 가너는 비만을 걱정하는 부모에 의해 캠프 호프에 들어간다. 그의 참가 목적은 살을 빼는 것보다는 재미. 역시 캠프는 재미있었다. 분위기도 편안했고, 다이어트를 강조하지도 않았다. 아이들이 놀 권리를 누리고 있을 뿐이었다. 그러다 캠프 호프의 소유주가 재정적 문제로 인해 운동광인 토니 퍼키스에게 소유권을 넘겨주면서 캠프 분위기가 달라진다. 퍼키스는 과격한 운동을 통해 비만아들의 몸무게를 줄일 수 있다는 성공 사례를 만들어 돈을 벌 생각으로 가득 차 있다. 무리한 하이킹 등 엄격하고도 잔혹한 훈련으로 괴로운 나날을 보내던 아이들은 퍼키스를 묶어 가두고 자신들이 당한 일들을 비디오로 녹화해 부모들에게 보이면서 결국 원래의 캠프를 되찾는다.

영화는 다이어트는 자율적인 의지가 가장 중요하며, 뚱보라도 건강한 마음을 바탕으로 건강한 삶을 살 수 있다는 자신감을 갖는 게 중요하다는 메시지를 보낸다.

왜 다이어트 프로그래머가
되었나

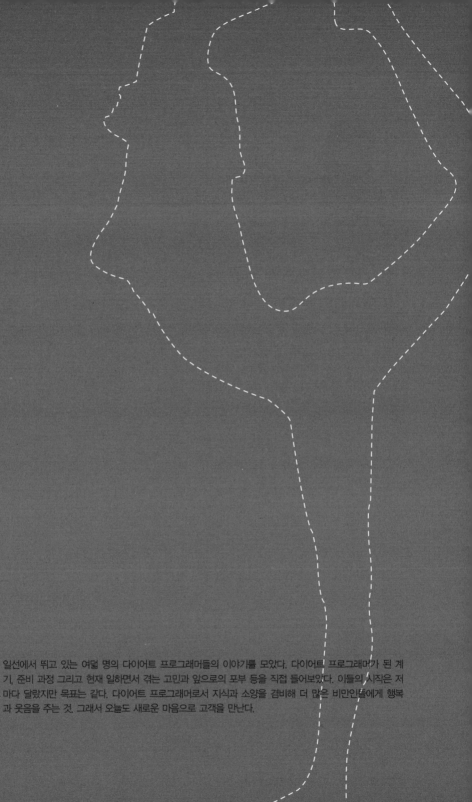

일선에서 뛰고 있는 여덟 명의 다이어트 프로그래머들의 이야기를 모았다. 다이어트 프로그래머가 된 계기, 준비 과정 그리고 현재 일하면서 겪는 고민과 앞으로의 포부 등을 직접 들어보았다. 이들의 시작은 저마다 달랐지만 목표는 같다. 다이어트 프로그래머로서 지식과 소양을 겸비해 더 많은 비만인들에게 행복과 웃음을 주는 것. 그래서 오늘도 새로운 마음으로 고객을 만난다.

세상 모든 사람에게 진정한 건강 전도사가 되기를 꿈꾸며

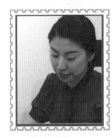

- 한성아
- 다프 취득일자 : 2006년 7월
- 나이 : 29세

　현 시대 비만 인구가 늘어감에 따라 비만과 관련된 질병의 심각성이 대두되면서 다이어트에 대한 관심 또한 크게 확대되고 있다. 하지만 짧은 시간 내에 다이어트와 관련된 무수히 많은 정보들이 쏟아져 나오면서 확인되지 않은 잘못된 다이어트 정보들로 인해 오히려 건강을 해치는 일 또한 많아졌다.

　대부분의 여성들이 그렇듯 학창 시절 나 역시 수많은 다이어트를 시도해보았으며, 잘못된 다이어트로 인해─심각한 정도는 아니었지만─거식증, 폭식증 등의 다이어트 후유증을 겪기도 했다.

　대학교 4학년, 식품영양학을 전공하고 있었지만 영양사에 별다른 매력을 느끼지 못하던 나는 우연한 계기로 비만과 영양을 접합시킬 수 있는 직업이 있다는 것을 알게 되었고, 그와 관련된 정보를 하나하나 수집해나가면서 다이어트 프로그래머란 직업에 완전히 매료되었다.

　다이어트 프로그래머로 활동한 지 어느덧 3년이 다 되어간다. 이 시점에서 나의 평생 직업이 될 다이어트 프로그래머에 대해 다시 한 번 생각하는 시간을 가져본다.

　다이어트 프로그래머로 활동하면서 무엇보다 큰 보람을 느낄 수 있었던 것은 이 직업의 역할이 단지 비만 해결에만 국한된 것이 아니라는 점이었다.

한 고3 여학생이 어머니와 함께 내가 근무하는 이경영벤에세레를 방문한 적이 있었다. 그녀는 한눈에 보기에도 상당한 고도 비만이었는데, 비만으로 인해 우울증을 겪으면서 학교생활도 어려운 상태인 것 같았다. 어머니 성화에 어쩔 수 없이 끌려왔는지 등록을 결정하고도 그녀의 얼굴에서 다이어트에 대한 의지를 찾아보기란 어려웠다. 첫 관리를 시작하고 얼마 지나지 않아 관리를 거부한 적도 있었다. 아마 자신의 몸을 관찰하고 관리해주는 시선이 싫었던 것 같다. 하지만 회를 거듭할수록 그녀의 모습은 변해갔다. 그 누구보다 성실히 다이어트에 임했으며, 급한 맘에 절식을 하거나 약물을 복용하는 등의 꾀 한번 부리지 않고 꾸준하게 식이 조절과 운동을 병행해나갔다. 그 결과는 말하지 않아도 알 수 있을 것이다. 대학에 입학한 그녀는 그 누구보다 바람직한 식단을 유지하며 운동 또한 즐길 수 있는 사람으로 변해 있었다. 여느 여대생처럼 자신을 꾸밀 줄 알았고, 학교생활에도 적극적으로 참여하며 이전과 전혀 다른 생활을 하게 된 것이다.

나는 고객의 비만이 해결되면서 우울증, 성격까지 달라지는 것을 보고 참으로 보람을 느꼈다. 자신감 넘치는 모습으로 행복해하는 모습을 보니 나까지 행복했고 나의 갈 길을 더욱 확신하게 되었다.

폭발적으로 성장하는 비만 인구에 비해 이를 체계적으로 관리해줄 수 있는 전문가가 절대적으로 부족한 현 시점에서 나의 모든 역량을 쏟아부음으로써 다이어트 프로그래머의 인식 확대와 후배 양성에 도움이 되길 바란다. 그와 더불어 대한민국은 물론 세계로 뻗어나아가 지구촌의 비만 치료사로 활동하는 것이 나의 최종 목표이자 바람이다.

건강은 물론 정신적 안정까지 배려해야

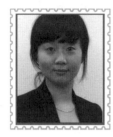

● 김성경
● 다프 취득일자 : 2006년 11월
● 나이 : 29세

'다이어트 프로그래머? 무슨 직업일까, 처음 들어보는데?'

처음 다이어트 프로그래머란 직업을 인터넷으로 봤을 때 든 생각이다. 그때는 단순히 다이어트와 관련된 직업이라고만 막연히 생각했다.

실제 내가 다이어트 프로그래머가 되고, 3년 넘게 이 일을 하면서 생각했던 것보다 훨씬 더 복잡하고 매력 있는 직업이라는 것을 알았다.

다이어트 프로그래머란 비만인의 식습관, 운동 습관, 생활 습관 등을 분석하여 고객이 비만이 된 이유를 찾고, 식이요법, 운동요법, 행동수정요법을 처방하여 비만인의 체중을 관리하는 것은 물론 고객의 몸과 마음을 건강하게 하는 치료사의 역할까지 하는 직업이다.

대학에서 식품영양학을 전공했다. 입학할 때부터 미래의 나의 직업은 당연히 영양사라고만 생각했다. 그러던 중 3학년 여름방학에 보건소에서 주최하는 비만 어린이 영양캠프에 참가하게 되었다. 비만인 초등학생과 함께 2박 3일 동안 캠핑을 하면서 이 어린이들의 평상시 생활 습관을 살펴보고, 건강한 식생활, 운동 등에 관한 교육을 하였다. 재미도 있었고, 잘 따라와주는 어린이들을 보면서 보람과 성취감도 느꼈다. 비만 상담 영양사와 같은 상담 직업이 활발하고 명랑한 나의 성격에 맞아 적성을 최대한 발휘할 수 있을 거라는 생각이 들었다. 인터넷으로 이러한 직업에 대해 찾기 시작하던 중에 다이어트 프로그래머라는 직업을 알게 되었다. 내 평생 직업이 될 수도 있겠다는 생각에 여러 자료를 찾다가 다이어트 프로그래머의 창시자인 이경영 원장님을 알게 되었고, 그분을 나의 롤 모델로 삼았다.

자신감 있게 다이어트 프로그래머로서 한 발 내딛었지만, 처음 생각과는 달리 쉽지만은 않았다. 증가된 체중으로 자신감이 결여되어 있고 우울증 등으로 위축되어 방문하는 고객을 상대로 다이어트뿐 아니라 마음까지 건강하게 한다는 것은 쉽지 않았다. 그럴 때마다 속상하고 힘이 들었지만 처음 이 일을 결심한 때를 생각하며 견뎌냈다. 또한 정기적인 세미나, 테스트, 토론 등을 통해 전문적인 지식도 쌓아나갔다.

2년여 동안 다이어트 프로그래머로 일하면서 힘들었지만 보람되고 뿌듯한 일도 많았다. 보통 다이어트 회사를 방문하는 주 고객층은 10~30대 여성이다. 그런데 어느 날, 50대 후반의 여성 K님이 가족 단위가 아닌 홀로 벤에세레를 방문하였다. 처음에는 의아한 생각이 들었다.

'굳이 벤에세레 프로그램을 이용하여 다이어트를 해야 할 필요성이 있을까?' 라고 의문이 들 정도로 한눈에 보기에도 같은 연령대에 비해 늘씬한 체형을 가진 분이었다. 하지만 관리를 시작한 지 얼마 되지 않아 어떠한 마음가짐으로 다이어트를 시도하려 했고, 벤에세레를 찾게 되었는지 알게 되었다.

K님은 3~4년 전 허리 디스크 수술을 받은 경험이 있었다. 지금은 생활하는 데 크게 지장이 없고, 약만 지속적으로 복용하는 상태지만, 그전의 상황은 매우 좋지 않았다. 허리 통증이 심했을 뿐 아니라 무릎 관절이 좋지 않아 병원에서 물리치료를 시작했지만 잘못된 치료로 오히려 상태는 더욱 악화되었고 심지어

휠체어에 의지하는 상황에까지 이르렀다. 이후 K님은 여러 방법을 모색하다가 걷는 것이 가장 좋겠다는 판단을 내리게 되었고, 그때부턴 짧은 시간이라도 걸으려고 노력하였다. 처음엔 치료의 목적이었지만 이후엔 체중 조절을 통해 건강을 유지하기 위해 조금이라도 체중이 늘거나 몸이 무겁다고 느껴지면 다이어트를 다시 하곤 했다.

K님은 남들처럼 아름다움을 목적으로 하는 다이어트와는 달리 건강을 목적으로 하는 다이어트를 시작하게 된 것이다. K님을 관리, 상담하면서 이곳을 찾는 사람들의 폭이 내가 생각하는 것 이상임을 알았고, 다이어트 관리뿐 아니라 건강을 책임지는 한 사람으로서 내 직업의 소중함을 느꼈다.

아직은 생소할 수 있지만 이 사회에 꼭 필요한 다이어트 프로그래머라는 직업에 종사하고 있다는 것에 내 자신이 뿌듯하고 자랑스럽다. 앞으로도 내가 나아갈 길에 대해 생각하면서 현재에 안주하기보다는 발전할 수 있도록 항상 노력하며, 새로운 지식을 습득하는 일에도 힘쓸 것이다. 몸과 마음이 건강하고 지적인 능력까지 갖춘 다이어트 프로그래머가 될 수 있도록 오늘도 나는 노력 중이다.

그래! 내가 원한 게 이거였어

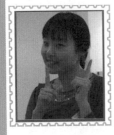

● 정효정
● 다프 취득일자 : 2006년 3월
● 나이 : 27세

대학교 2학년 때 함께 운동하는 선배들을 보면 참 이상했다. 그들은 다이어트를 하고 싶다며 매일같이 운동을 하였고, 운동으로 모든 것이 해결된다고 생각하였다. 운동 후엔 항상 푸짐한 고기와 술과 함께 하면서 행복해하였지만 갈수록 풍선처럼 부풀어 오르는 배를 숨길 수 없었다. 그 모습을 보면서 운동을 저렇게나 많이 하는데 왜 살이 빠지지 않을까에 대해 고민하게 되었고, 식이 조절이 반드시 병행돼야 한다는 것을 알고는 다이어트 프로그래머에 대해 관심을 갖게 되었다.

그때부터 다이어트 프로그래머가 되기 위해 무엇을 준비해야 할까 고민하였고, 4학년 졸업 전에는 반드시 자격증을 취득해야겠다고 생각하였다. 운동학, 생리학은 공부할 만했지만 접해본 적이 없는 영양학과 비만학에 대한 부담이 있었다. 하지만 왜 사람이 비만해지는지, 또 같은 탄수화물이라도 단당보다는 복합당이 더 좋다는 것을 알게 되는 등 흥미진진한 강의에 만족하면서 재미있게 공부할 수 있었다.

열심히 공부한 덕에 꿈에 그리던 곳에서 일을 할 수 있게 되었다. 꼭 갈 거야, 라고 항상 주문을 외웠는데 졸업과 동시에 취업을 하니 무척 기뻤다. 그래도 한편으로는 아무것도 모르는데 과연 이곳에서 잘할 수 있을까, 정말 최선을 다 해야지 라는 생각을 놓지 않았다. 어떤 일이든 이론과 실전은 다르기 때문에 때로는 사람을 상대하면서 오는 스트레스도 있었고, 때로는 감동도 있었다. 한번은 식이 상담을 하는데 어떤 고객이 자신은 아침을 먹지 않아야 살이 빠지고 저녁에 커피를 먹어도 잠을 잘 잔다고 하는 등 자신의 주장이 너무 강해서 처음에는 그분만 오면 피하고 싶었다. 스트레스도 받았지만 그럴수록 피하면 안 된다는 생각이 들었고, 그를 설득해내는 게 나의 역할이라고 마음을 다잡았다. 그후부터 그분에게 하루 한 가지씩만 고칠 것을 요구하면서 따라와달라고 했다. 한데 정말 그후로 데이터상의 감량이 나타났다. 거기에다가 성격까지 밝고 긍정적인 모습으로 바뀌게 되었다. 그 과정을 지내면서 '아, 이런 데서 보람을 느끼게 되는구나.' 라는 생각과 함께 고생이 없으면 감동도 없다는 생각이 들었다.

이제 어느덧 다이어트 프로그래머가 된 지 3년째다. 하면 할수록 더 알아야 할 것이 많고, 해가 거듭될수록 더 고개를 숙이게 만드는 것이 이 직업의 매력인 것 같다. 처음엔 일을 한다고 생각했는데 이제는 나의 모습을 발견해나가는 과정이라는 생각이 든다.

신뢰를 가장 소중히 여기다

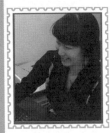

● 이상미
● 다프 취득일자 : 2006년 11월
● 나이 : 29세

　요즘 여성이라면 누구나가 한번쯤은 경험했음직한 다이어트! 지금은 다이어트 열풍 시대라 해도 과언이 아닐 정도로 다이어트 관련 서적이나 인터넷 정보들이 넘쳐나고 있다. 삼삼오오 친구들끼리 모여서 하는 이야기 중에서 다이어트를 빼놓을 수 없으며, 그렇기에 잘못된 다이어트 정보들도 많이 떠돌고 있는 것이 지금의 현실이다. 나 또한 날씬한 몸매를 선호하는 평범한 여성 중의 한 명이었기에 다이어트란 말만 들어도 귀가 절로 솔깃했다.

　처음엔 호기심과 무한한 열정으로 다이어트 정보를 수집했다. 성공 사례도 있는 반면에 요요현상을 극복하지 못해 실패하는 사례들을 접하면서 '이건 아니다.' 라는 생각이 조금씩 들기 시작했다. 그러던 중 텔레비전에서 이경영벤에세레 원장님의 인터뷰 방송을 보게 되었다. 그는 무엇보다 다이어트에 관한 사람들의 인식 전환이 우선이라고 말했다. 잘못된 다이어트 방법들은 오히려 건강을 해치기 때문에 과학적인 다이어트 방법이 중요하다고 강조하기도 하였다. 또한 다이어트 프로그래머라는 직업에 대한 보람을 이야기했다. 비만인들이 빠지기 쉬운 잘못된 다이어트 패턴을 수정해주고 좋은 식습관과 운동의 재미를 찾아주는 것이 중요하고, 요요현상 없이 건강한 몸과 마음을 유지하도록 도와주는 일이 즐겁고 보람되기에 많은 후배들이 다이어트 프로그래머로 활약했으면 좋겠다는 바람을 비쳤다.

그 열정적인 모습에 순간 나의 미래가 조금씩 그려지기 시작하였다. 얼마 되지 않아 바로 다이어트 프로그래머 자격증을 준비하였다. 대학 시절 영양학을 전공하였지만 비만학, 운동학은 배운 적이 없어 강의를 들으며 열심히 지식을 쌓았다. 그리고 현재 나는 다이어트센터에서 근무하고 있다.

직접 상담을 해보니, 현장 경험이 다이어트 프로그래머에게 아주 중요하다는 것을 알게 되었다. 단순히 살을 빼려고 방문하였더라도 살이 찌게 된 이유와 마음의 상처들을 먼저 치유해야 한다는 것을 깨달았다. 그것은 쉬운 일이 아니었다. 하지만 노력을 기울였고, 조금씩 해낼 수 있다는 자신감이 붙었다.

한 고객은 먹는 것을 멈출 수가 없다고 했다. 그런 자신을 보고 다른 사람들은 비난을 한다고 했다. 안 먹으면 되지! 왜 그렇게 먹고 나서 후회를 하느냐고, 이해할 수가 없다고. 그런 말을 들을 때마다 자신이 싫어졌다고 했다. 또 사람들이 미웠다고 했다. 한데 센터에서는 자신의 어려움을 이해하고 품어주니 마음이 편하다고 했다.

신뢰란 대가를 바라지 않고 먼저 한 행동에 어느새 상대도 저절로 그 모습을 닮게 되는 것이라고 생각한다. 이 말을 모토로 삼아 비만으로 소외되고, 상처 입은 모든 사람들에게 따뜻한 마음으로 먼저 도움의 손길을 내밀 수 있는 다이어트 프로그래머가 되고 싶다. 너무나도 매력적인 직업이다. 혹시 망설이는 사람이 있다면 한번 도전해보라고 말하고 싶다. 앞으로 우리나라에서만이 아닌 세계 각국에서 일하는 다이어트 프로그래머들이 많아졌으면 하는 소망 또한 가져본다.

배려의 참뜻을 배우다

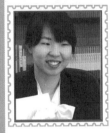

● 조미연
● 다프 취득일자 : 2009년 12월
● 나이 : 27세

    학창 시절, 처음으로 다이어트라는 것을 시작했다. 그와 관련 있는 자료를 모으면서 사람들이 다이어트에 대해 가지고 있는 관심의 정도를 알게 되었고 대부분이 자신에게 맞는 프로그램을 처방받고 싶어 한다는 것도 그때 알게 되었다. 그래서 '비만으로 상처받고 있는 사람들을 도와줘야겠다.' 는 생각을 가지고 대학에 입학하였다. 진로를 알아볼 때쯤 다이어트 프로그래머라는 직업을 접했다.

    다이어트에 관련된 전문적인 지식을 쌓고자 대학원에 진학하여 영양상담 세미나와 보건소 비만 교실에 참여하는 등 다이어트 프로그래머가 되기 위해 여러 가지로 준비했다. 하지만 사정상 다른 길을 선택해야만 했다.

    그러나 다이어트 프로그래머에 대한 열정은 식을 줄을 몰랐고 더 이상 지체할 수만은 없다는 생각이 들었다. 한편으론 졸업 후 어느 정도 자리를 잡아가는 시기에 무언가를 새롭게 시작한다는 사실이 두렵기도 하였다. 그러나 내 안의 열정과 이 분야에 대한 앞으로의 확신으로 두려움은 기대감으로 바뀌었다.

    어느덧 고객을 만나고 상담해온 지 1년이 되어간다. 처음 상담할 때, 결과를 제대로 전달하기 어려워 쩔쩔맸던 기억이 아직까지도 생생하다. 그로 인해 다이어트 프로그래머의 자질에 대해서 좀 더 고민해볼 수 있었고 다이어트 프로그래머로서의 질 높은 상담을 위해서는 부단히 노력하지 않으면 안 된다는 생각에 세미나가 열릴 때마다 강의 내용을 내 것으로 만들기 위해 노력했다.

1년 동안 일하면서 가장 인상 깊었던 점은 고객의 표정이다. 살을 빼야겠다는 결심으로 온 사람들이라 당연히 결의에 찬 당당한 모습일 줄 알았는데, 대부분의 표정이 어두웠다. 처음에는 매우 의아했다. 나중에서야 오랫동안 받아온 상처와 아픔 때문에 우울증을 앓고 있는 비만인이 많다는 걸 알게 되었다. 게다가 돈을 들이면서까지 살을 빼야 한다는 사실에 자존감까지 낮아져 마음이 위축된 것을 알게 되었다. 무척 안타까웠다.

처음에는 단순히 도와야겠단 생각이었지만, 온전히 이해하고 돕기 위해서는 단순히 지식만을 전달하는 수준이 아니라 진심으로 이해하고 공감하는 능력 또한 매우 중요하다는 것을 깨달았다.

기하급수적으로 늘어만 가는 비만인과 잘못된 다이어트 정보의 홍수 속에서 몸과 마음의 고통을 호소하는 이들에게 다이어트 프로그래머로서 그들의 마음을 다독거려줄 수 있는 길을 걷고 있는 것에 자부심을 느낀다.

다이어트 프로그래머란 직업은 다양한 분야에 대한 관심과 지식이 있어야 하고 다른 사람을 배려하는 마음이 있어야 한다. 아직은 이처럼 매력적인 직업에 나 또한 버거움을 느낀다. 하지만 첫 마음을 잃지 않고 한 발 한 발 차분히 다져나가 사람을 살리는 다이어트 프로그래머가 될 것이다. 더욱 많은 후배들이 함께 하길 소망한다.

버리는 것을 도와주다

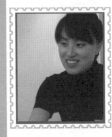

● 성수정
● 다프 취득일자 : 2006년 1월
● 나이 : 32세

　미래에 대한 걱정이 많던 20대 중반, 친구와 대화를 나누다가 다이어트 프로그래머란 직업을 접하게 되었다. 처음 들었을 때만 해도 내가 이 직업을 선택하게 될 것이라고는 생각하지 못했다. 단순히 '다이어트를 하는 사람에게 도움이 많이 되는 직업이겠구나.'라는 생각밖에 하지 않았다. 그러던 중 다니던 직장을 그만두고 진지하게 앞날에 대해 고민하면서 전문성을 지닌 나만의 직업을 가져야겠다는 생각에 다이어트 프로그래머를 선택하게 되었다.

　대학에서 식품영양학을 전공하기는 했지만 영양사라는 직업에 별다른 매력을 느끼지 못해 전혀 다른 분야에서 일을 하고 있었다. 그랬던 터라 다이어트 프로그래머는 전공을 살릴 수 있으면서 다른 사람들에게 도움을 줄 수 있는 직업이라는 것에 무척이나 끌렸다. 나 또한 다이어트에 늘 관심을 갖고 있었고 그당시에도 다이어트를 하고 있는 중이었기에 중요성을 누구보다도 절실히 느낄 수 있었다. 무작정 공부에 들어갔다. 전공을 해서 그런지 쉽게 들을 수 있는 과목도 있었지만, 처음 접하는 운동과 관련된 부분은 생소했기에 조금 더 파고들어야 했다.

　다이어트 프로그래머가 된 후에도 배울 것이 너무 많았다. 책 속에 나열된 지식만을 가지고서는 해결되지 않는 부분들이 많았다. 비만이 스트레스나 수면 등 식사나 운동 조절 이외의 부분들과도 연관이 되어 있어서 일을 하면 할수록 배워야 할 것도, 경험해보고 알아가야 할 것도 많음을 느꼈다.

일을 시작한 후 누군가를 만나서 직업이 무엇인지 이야기하고 나면 듣는 첫 마디는 "아~그래서 날씬하구나."라는 말이다. 연예인처럼 S라인의 몸매를 갖고 있을 필요는 없지만 꾸준히 나 자신을 관리해줘야 할 필요성을 느꼈다. 내 몸 하나 날씬하게 유지하지 못하면서 다른 이들의 다이어트를 도와준다는 것은 누가 보아도 맞지 않는 것이기 때문이다.

다이어트는 무언가를 버려야 하는 작업이다. 내 몸에 붙은 지방을 버려야 하고, 음식을 향한 욕심을 버려야 하고, 조금 더 눕고 싶고 편하게 있고 싶은 게으름을 버려야 하는 일이다. 이 작업이 제대로 이뤄지고 내 삶의 습관으로 자리잡게 되면 그때는 새로운 내가 되는 것이다.

다이어트를 시작하는 사람들의 대부분은 흐트러진 체형을 바로잡기 위해 오지만 마음의 상처를 안고 오는 사람도 많다. 이런 사람들이 조금씩 그동안에 쌓아온 많은 것을 버리고 나면 마음의 상처가 치유되면서 얼굴이 환해지는 것을 보게 된다. 마치 새로운 사람이 되는 것 같은 느낌을 받는 것이다. 이럴 때면 다이어트 프로그래머로서의 보람을 느끼게 되고 직업에 대한 더 큰 사명감을 갖게 된다.

주변 사람들에게 다이어트 프로그래머에 대해 설명하면 아직은 생소한 듯이 되묻는다. 아무리 설명을 해도 다른 비만관리사나 피부관리사처럼 생각하는 사람들도 많다. 우리가 다이어트 프로그래머로서의 역할을 제대로 하지 못한 것이란 생각에 '아직은 갈 길이 멀구나.' 느끼게 된다. 또한 텔레비전, 인터넷 등 많은 매체에서 다이어트에 관한 잘못된 지식이나 요행을 바라게끔 쉽게 살을 뺄 수 있다고 하는 정보를 흔하게 본다. 마찬가지로 다이어트 프로그래머인 우리가 바로잡아나가야 할 부분이라고 생각된다. 다이어트에도 정도(正道)가 있다. 식이 조절과 운동, 행동수정요법이 병행되어 이것이 내 습관으로 자리 잡아야 건강하게 살을 빼고 유지할 수 있다.

이런 기본에 충실한 다이어트 방법에 대해 전도하는 내 직업이 너무 좋다. 하지만 지금의 상황에 안주한다면 난 그저 그런 다이어트를 도와주는 한 사람으로 남을 것이다. 더 많이 공부하고 더 많이 고객을 만나고 경험하면서 나만의 색깔을 내는 다이어트 프로그래머가 되어야겠다. 그래서 더 많은 사람들이 바르게 다이어트를 할 수 있도록 도움을 주는 사람이고 싶다.

소외된 비만인에게 희망을 주다

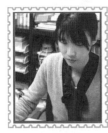

● 이정아
● 다프 취득일자 : 2009년 4월
● 나이 : 25세

　내가 다이어트에 관심을 갖게 된 계기는 고등학교 때 거식증을 앓았던 친구를 통해서다. 친구를 도와줄 수 있는 방법을 찾아보던 중 다이어트 프로그래머라는 직업을 알게 되었다. 초등학교 5학년 때 장래 희망을 유치원 교사라고 적은 이후 고 2때까지도 장래 희망 칸에는 유치원 교사가 차지하고 있었는데, 다이어트 프로그래머라는 생소한 분야를 알게 된 것이다. 이 직업에 흥미가 생기면서 대학 전공을 식품영양학과로 정하였고, 졸업 준비를 하면서 차근차근 다이어트 프로그래머 과정을 밟아갔다. 그 사이 직업에 대한 흥미는 더욱 커졌다.

　하지만 취업 지원한 다이어트센터에서 면접을 보면서 그동안 다이어트 프로그래머로서 지식과 준비가 부족하다는 것을 깊이 느끼게 되었다. 마음만 앞섰지 전문적인 지식이 부족한 상태에서 고객들을 만나려던 나의 성급함에 화가 났다.

　초조하게 통보를 기다리다가 받은 합격 통지서가 기쁘지만은 않았다. 걱정이 함께 했다. 그러나 입사 후 회사에서 실시하는 교육을 통해 차근차근 한 단계씩 배우기 시작하면서 자신감이 생겨났다. 처음에는 실수하지 않을까 하는 마음에 교육받은 내용을 고객에게 직접 응용하는 것이 어려웠다. 하지만 한 달 정도 지나고 나니 고객이 보였다. 재교육과 숙제를 통해 익힌 내용들을 적용하자, 긍정적인 반응이 느껴졌다. 휴! 그제야 비로소 마음의 부담을 덜 수 있었다. 고객과 함께 호흡하면서 다이어트 프로그래머로 조금씩 성장하는 것 같아 보람을 느끼기 시작했다.

일을 시작하고 6개월 동안 청년사업단의 일환으로 저소득층 아동들의 학습 지원과 정서 개발의 일을 하였다. 그때 어른들이 방치하여 잘못된 식습관을 가지게 된 고도 비만 아동을 많이 보았는데, 그 아이들은 가정 형편으로 인해 치료나 교육을 받을 기회조차 얻을 수 없었다. 나라도 도움을 주고 싶었지만 무엇을 해야 될지 몰라 진정한 도움을 주지 못했던 것이 계속 마음에 남았다.

하지만 이제는 방법을 알 것 같다. 열심히 배우고 성장해서 먼 훗날 비만 관리의 기회를 얻기 힘든 사람들에게 도움을 줄 수 있는 다이어트 프로그래머로 성장하고픈 목표가 생긴 것이다.

첫걸음은 어설프고 부족했지만 고객을 생각하는 초심과 열정을 잃지 않는다면 앞으로도 즐겁고 열심히 일할 수 있을 것 같다. 현재를 발판 삼아 열심히 배우고 노력하는 훌륭한 다이어트 프로그래머가 될 것을 다시 한 번 다짐해본다.

해피 바이러스로 비만인들을 행복하게 하다

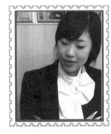

● 이은영
● 다프 취득일자 : 2009년 6월
● 나이 : 24세

　식품영양학과 졸업 후 진로에 대해서 많은 고민을 했다. 전공을 살려서 영양사가 되려고 하였으나 비만 관리나 다이어트에 관심이 많았기에 무언가 새로운 일에 도전해보고 싶었다. 비만으로 고통받고 있는 사람들을 도와줄 수 있는 직업에 대해 알아보던 중 다이어트 프로그래머를 알게 되었다.

　고객에게 맞춤 다이어트 프로그램을 설계해주는 이 직업은 건강뿐만 아니라 외적인 아름다움을 추구하는 요즘 시대에 유망 직종으로서 발전 가능성이 높을 것으로 판단했다.

　무엇보다 내 적성과 잘 맞다고 생각했다. 망설임 없이 다이어트 프로그래머 아카데미에 등록하고 자격증 시험 준비를 했다. 식품영양학을 전공했기 때문에 배웠던 부분도 많았고 공부하는 데 크게 어려움은 없었다. 그럼에도 모르는 부분은 반복해서 강의를 듣고, 또 예습과 복습을 하면서 공부한 결과 시험에 합격할 수 있었다.

　입사 첫 날, 프로그램에 대한 교육을 받았는데 아는 것도 있었지만 생소한 용어가 많았다. '아직 멀었구나.' 하는 생각이 들었다. 선배로부터 지도를 받은 후 고객 관리에 들어갔지만 적잖이 당황했다. 고객이 웃음도 잃고 너무 위축되어 있었기 때문이다. 마음이 아팠다. 다이어트 프로그래머로서의 내 역할을 다시 잡아야 했다.

다이어트 프로그래머는 다이어트를 하는 사람들의 친구다. 혼자서는 잘못된 정보로 실패할 확률도 높고, 정신적으로나 육체적으로도 힘들어서 쉽게 포기할 수도 있기 때문에 건강하고 올바른 다이어트를 할 수 있도록 옆에서 힘들 때는 격려해주고, 기쁠 때는 함께 웃어주며 끝까지 포기하지 않고 목표를 이룰 수 있도록 도와주어야 한다.

스스로 다짐한다.

'우울한 비만인들을 행복하게 만드는 해피 바이러스가 되고 말 거야.'

"배움에는 끝이 없다."라는 말처럼 다이어트 프로그래머 자격증이 끝이 아닌 시작임을 나는 안다. 다이어트 분야에서 최고의 전문가가 되기 위한 전문 지식을 습득하고 경력을 쌓으면서 다양한 고객들을 만나다 보면 지금보다는 더 많은 고객들에게 행복을 줄 수 있을 것이란 기대를 바라 마지않는다.

참고문헌

1) World Health Organization, 「Obesity and Overweight」, 2006.

2) 「年 250만명 체중관련 사망 '무거운 지구촌'」, 「한국일보」, 2003년 7월 16일.

3) 건강보험정책연구원, 「건강검진 수검자 3명 중 1명, '비만'」, 국민건강보험공단, 2010.

4) 노진섭, 「폭발하는 '비만' 미래가 아찔하다」, 「시사저널」 1011호, 2009년 3월 10일.

5) 김준엽 외 편, '다이어트' 항목, 「브리태니커 백과사전」, 한국브리태니커회사, 1993.

6) 박소영, 「청소년 방에 있는 TV가 비만과 학습저하의 가장 큰 젝」, 「메디컬투데이」, 2008년 4월 7일.

7) 이임광, 「포브스코리아·인크루트 한국 직업 전망 공동조사」, 「포브스코리아」 11호, 2004년 1월 7일.

8) 황선창, 「지속적으로 성장하는 美, 다이어트 산업」, 대한무역투자진흥공사, 2007년.

9) 한국보건산업진흥원, 「건강관리서비스 및 u-Health care 시장 규모 추계 연구보고서」, 2009.

10) 대한비만학회, 「임상비만학」 외 참조, 고려의학, 2001.

11) 최명애, 「生理學」 외 참조, 현문사, 2004.

12) 이경영·김소영 공저, 「다이어트 영양학」 외 참조, 대한미디어, 2008.

13) Scott K. Powers, 「건강한 삶을 위한 운동처방의 기초」 외 참조, 장경태 옮김, 대한미디어, 2005.

14) 「헬스관련 산업 지고 다이어트 산업 뜬다」, 「문화일보」, 2008년 2월 18일.

15) 오상우 외, 「비만 여성의 복부지방 분포에 영향을 주는 요인」, 「대한비만학회지」 제14권 제1호, 대한비만학회, 2005.

16) 한국보건산업진흥원, 「건강관리서비스 및 u-Health care 시장 규모 추계 연구보고서」, 2009.

17) World Health Organization, 「European Charter on Counteracting Obesity」, 2006.

18) 황인철 외, 「우리나라 서울지역 일부 초등학생에서 비만 진단을 위한 체지방률의 절단값」, 「대한비만학회지」 제17권 제4호, 대한비만학회, 2008.